Ernst August Stemmann

NEURODERMITIS IST HEILBAR

Das Gelsenkirchener Behandlungsverfahren

Prof. Dr. med. Ernst August Stemmann
Leitender Arzt der Städtischen Kinderklinik Gelsenkirchen
Westerholter Straße 142
4650 Gelsenkirchen 2

Kaivos Verlag, Peine
Herstellung: S. Jahnke
ISBN 3-924748-93-4
Alle Rechte beim Verfasser
© Juni 1987

FÜR MEINE PATIENTIN SIBYLLE

Danksagung

Ein Buch kann nie das Werk eines einzelnen sein, sondern basiert immer auf den geistigen Leistungen und der tatkräftigen Mitarbeit vieler. All denen, die es mir ermöglicht haben, zu dem in diesem Buch vorgestellten Behandlungskonzept zu finden und dieses Buch zu schreiben, bin ich zu Dank verpflichtet.

Die Behandlung neurodermitiskranker Kinder nach den vorliegenden Richtlinien und Ideen verlangt von allen Mitarbeitern über den beruflichen Einsatz hinaus überdurchschnittliches menschliches Engagement.

Für diesen Einsatz in der medizinisch-fachlichen und menschlichen Betreuung der Patienten und ihrer Angehörigen bin ich allen Kolleginnen und Kollegen dankbar.

Mein ganz besonderer Dank gilt Herrn Diplom-Psychologen Gerd Starzmann, der das psychosomatische Behandlungskonzept wesentlich mitträgt und im Umgang mit Eltern und Patienten täglich in die Realität umsetzt.

Dankbar bin ich den Schwestern, deren liebevolle und sorgfältige Pflege der Kinder und deren Verständnis für die besonderen Probleme einer Mutter-Kind-Station Voraussetzung sind für eine erfolgreiche Behandlung neurodermitiskranker Kinder.

Ernährungsberaterin und eine Ökotrophologin sorgen durch Zusammenstellung einer individuellen Diät für eine allergenfreie Ernährung jedes Patienten.

Die Erzieherinnen fördern die Kinder in ihrer Entwicklung und lenken mit Spielen, Basteln und Vorlesen die Patienten von ihrer Krankheit ab.

Die Lehrer der Krankenhausschule übernehmen die pädagogische Betreuung der Kinder und sorgen dafür, daß die schulpflichtigen Patienten während der Zeit der Behandlung nicht den Anschluß an die Schule verlieren.

Sie alle leisten ihren wichtigen und unverzichtbaren Beitrag, und ich möchte mich für ihren Einsatz herzlich bedanken.

Die Fortführung der Arbeit, deren bisherige Ergebnisse in diesem Buch festgehalten sind, ist dadurch gewährleistet, daß der Minister für Arbeit, Gesundheit und Soziales des Landes Nordrhein-Westfalen für den Ausbau einer modellhaften Mutter-Kind-Station für Neurodermitiskranke Fördermittel zur Verfügung gestellt hat und somit für die Zukunft noch bessere Arbeitsbedingungen garantiert.

Es ist das Verdienst der Verantwortlichen des Regierungspräsidenten Münster, wenn bei ständig zunehmenden Zahlen neurodermitiskranker Kinder in Zukunft eine auf die besonderen Bedürfnisse der Patienten zugeschnittene Mutter-Kind-Station errichtet werden kann.

Dank gebührt auch den Parlamentariern im Kliniksausschuß und dem Rat der Stadt Gelsenkirchen, die dieses Vorhaben gesundheitspolitisch unterstützt haben. Besonders Herr Dr. Jürgen Linde, Oberstadtdirektor der Stadt Gelsenkirchen, und Herr Heinz Sußmann, Betriebs- und Gesundheitsdezernent, haben sich für die Maßnahmen zum Wohl der Versorgung Neurodermitiskranker persönlich eingesetzt.

Geleitwort

Unsere Tochter litt seit 1984 in sich ständig verschlimmernder Form an Neurodermitis und war deswegen von September bis November 1984 als fast Sechsjährige zusammen mit ihrer Mutter in der Städtischen Kinderklinik Gelsenkirchen. Ihr Befinden hat sich danach in einer Weise gebessert, die den Titel des vorliegenden Buches bestätigt. Sein Verfasser, dem wir die Heilung unserer Tochter, in untrennbarem Zusammenhang damit aber auch unserer eigenen Lebensführung förderliche Einsichten verdanken, hat uns Gelegenheit zu diesem Geleitwort gegeben. Davon machen wir gern und vor allem mit dem Wunsch Gebrauch, als Gewährsleute für die Richtigkeit seines Konzepts bei Neurodermitikern die Zuversicht zu stärken, daß die Krankheit bei konsequenter Befolgung der Gelsenkirchener Behandlungsmethode tatsächlich heilbar ist.

Als die ärztliche Behandlung unserer Tochter notwendig wurde, ergab sich zu unserem Erschrecken, daß die pharmazeutische Industrie kein Heilmittel gegen die Krankheit bereithält. Auch Ärzte, die wir aufsuchten, bevor wir durch Eltern anderer erkrankter Kinder auf die Klinik in Gelsenkirchen hingewiesen wurden, wußten über die Krankheit im wesentlichen nichts; sie beschränkten sich darauf, Salben zu verschreiben und versuchten mit dem Hinweis zu helfen, daß sich der Zustand unserer Tochter (damals fünfjährig und ersichtlich eine Qual erleidend) mit dem Beginn der Pubertät bessern könne. Seinen Tiefpunkt erreichte unser Gemütszustand, als wir auch in uns zugänglichen medizinischen Abhandlungen lasen, daß die Erkrankung eine schwere sei und als unheilbar gelte.

Schon der erste Besuch in der Klinik in Gelsenkirchen und das dabei geführte Gespräch mit dem Verfasser dieses Buches gaben uns dagegen die Gewißheit, daß unsere Tochter unter den bei dieser Gelegenheit genannten Voraussetzungen gesund werden würde, eine Gewißheit, die uns in der Folgezeit nicht mehr verlassen hat, insbesondere auch nicht, wenn sich Rückfälle anzukündigen schienen. Die wichtigste Frage ist sicher, woraus uns dieses Vertrauen erwachsen ist. Wir können dazu nur sagen, daß es die Logik der uns in Gelsenkirchen unterbreiteten und in dem vorliegenden Buch ausgeführten Darlegungen sowie die Augenscheinlichkeit der Erfolge der Gelsenkirchener Methode gewesen sein müssen, die uns überzeugt haben.

Hinzu kam, daß der Einstieg in die Therapie durch das Klima erleichtert wurde, das in der Klinik in Gelsenkirchen herrscht und das durch eine optimistische Grundstimmung, Gelassenheit, Offenheit und eine geradezu großfamiliäre Zuwendung bestimmt wird.

Die Gewißheit des Erfolges war die sichere Basis für das Durchstehen der Diät, deren strenge Anforderungen dadurch jeden Schrecken verloren. Gibt es — so könnte man fragen — eine einfachere Behandlungsmethode als die, auf bestimmte Gaumenfreuden zu verzichten und sie durch andere Lustbarkeiten (etwa musische) zu ersetzen? Dabei ist freilich zu berücksichtigen, daß Essen und Trinken in unserer Gesellschaft nicht nur der Ernährung und dem Genuß dienen, sondern eine wesentliche Rolle u. a. auch als Mittel des Zeitvertreibes, der Unterhaltung und der Repräsentation spielen, so daß die oben aufgeworfene Frage eben doch nicht mit der Leichtigkeit bejaht werden kann, wie es zunächst den Anschein haben mag; das ändert aber nichts daran, daß die Umstellung der Ernährung einen fabelhaft günstigen Preis für die Heilung dieser schlimmen Krankheit darstellt.

Wir haben von vornherein versucht, uns an der Diät unserer Tochter zu beteiligen. Die Wirkungen waren erstaunlich; denn die Umstellung der Ernährung hat unsere Haltung auch in anderen Bereichen in einer Weise verändert, die wir als einen Fortschritt empfinden. Das kann an dieser Stelle, weil es sich sicher nicht dem Grunde nach, wohl aber in den Einzelheiten um eine individuelle Entwicklung handelt, nur angedeutet werden, wobei wir uns auf die These beschränken möchten, daß sich das „Wählerischer werden", wenn es erst einmal bei der Ernährung begonnen hat, zwangsläufig auf andere Lebensbereiche ausweitet. Wir fühlen uns insgesamt wie im Zustand nach der sprichwörtlichen Häutung und stellen fest, daß die vom Verfasser dieses Buches vertretene Behandlungsmethode nicht nur unsere Tochter geheilt, sondern darüber hinaus allen Familienmitgliedern Nutzen gebracht hat.

Nach den Erfahrungen, die wir in der Zeit gemacht haben, bevor wir das Glück hatten, Herrn Professor Stemmann kennen zu lernen, ist es im Interesse der an Neurodermitis Erkrankten dringend erforderlich, daß sein Buch, insbesondere auch bei den Ärzten, eine möglichst weite Verbreitung findet.

Familie Koall, im Januar 1987

Vorwort

Ehe dieses Buch geschrieben werden konnte, hat der Autor verschiedene Entwicklungsschritte und Erkenntnisprozesse durchmachen müssen. Was ist das Geheimnis der Neurodermitis? Diese Frage hat er sich oft gestellt. Sie drängte sich insbesondere dann auf, wenn schwerkranken neurodermitischen Patienten nur ungenügend geholfen werden konnte.

Seit fast fünfzehn Jahren setzt sich der Autor mit der Behandlung der Neurodermitis auseinander. Zuerst wurden konventionelle Behandlungsverfahren angewendet. Mit immer besser wirkenden Bädern und Salben, die je nach dem Zustand der Haut differierten, wurde von außen behandelt. Rezepte und Erfahrungen bekannter, in der Behandlung der Neurodermitis erfahrener Zentren, wurden genutzt. Die äußerliche Behandlungsmethode hat sich bewährt, konnte doch vielen Patienten Linderung verschafft werden. Kehrten neurodermitische Schübe gehäuft wieder, war dieses Vorgehen letztlich für den Neurodermitiker und seinen behandelnden Arzt unbefriedigend.

Mit den dann folgenden therapeutischen Maßnahmen wurde versucht, basierend auf neueren wissenschaftlichen Erkenntnissen, in krankhaft gestörte Prozesse, die ein Neurodermitiker aufweist, einzugreifen. Der Neurodermitiker besitzt zumeist eine Störung in der zellulären Abwehr gegenüber Krankheitserregern. Durch komplizierte Untersuchungen wurde der Abwehrdefekt dargestellt und — soweit möglich — durch Stimulation behoben. Der Erfolg derartiger Therapiemaßnahmen war enttäuschend. Auch die Erregung defekter Beta-Rezeptoren, das sind Strukturen der Zellmembran bzw. des Zellinneren, an denen körpereigene Stoffe angreifen, erwies sich als wirkungslos. Wesentliche Kenntnisse vermittelten erst allergologische Untersuchungen. Das erhöhte Immunglobulin E, das viele Neurodermitiker aufweisen, kennzeichnet sie als Allergiker. Durch Provokationen mit Nahrungsmitteln ließ sich eine Ekzemreaktion auslösen. Daraus ergab sich die Arbeitshypothese, daß sich das Meiden der Allergene in der Nahrung günstig für den Neurodermitiker auswirken müßte. Dies in der Praxis zu verwirklichen, so einfach es klingt, bereitete große Schwierigkeiten. Schwierigkeiten deshalb, weil der Mensch kaum bereit ist, von seiner gewohnten Ernährung zu lassen und weil es ohne ein Spezialtraining praktisch unmöglich ist, eine allergenfreie Ernährung durchzuführen.

Die Erfahrungen von Patienten, die durch konsequente Diäten in Verbindung mit homöopathischer Behandlung eine deutliche Besserung ihres Leidens erreichten, führten dazu, daß sich der Autor mit der Homöopathie auseinandersetzte. Ein Umdenken war hierzu erforderlich, ist es doch unvorstellbar, daß eine Lösung, in der sich keine Wirksubstanz mehr befinden kann, therapeutisch wirken soll. Eigene Experimente wurden durchgeführt, die bestätigten, daß derartige Lösungen sehr wohl wirksam sind, und sie haben, quasi als Nebenprodukt, zu einem besonderen, erfolgreich angewendeten Behandlungsverfahren des allergischen Schnupfens geführt. Gleichwohl muß bekannt werden, daß die Wirkungsweise rational noch nicht begreifbar ist. Diese Experimente und Erkenntnisse erleichterten es, das Phänomen der maskierten Nahrungsmittelallergie zu verstehen, was für den Neurodermitiker zentrale Bedeutung hat. Danach verursachen hohe Dosen des Nahrungsmittelallergens Krankheitssymptome, die von extrem niedrigen, homöopathischen Dosen, die sich noch vom Vortag im Körper des Patienten befinden, gelöscht werden. Das Phänomen der maskierten Nahrungsmittelallergie erklärt, weshalb der Neurodermitiker nicht erkennen kann, daß er sich täglich krank ißt und weshalb behauptet wird, Nahrungsmittel hätten keinen Einfluß auf die Neurodermitis. Die konsequente Anwendung von äußerer Behandlung der Haut, allergenfreier Kost und Homöopathie waren ein wesentlicher Fortschritt in der Behandlung der Neurodermitis. Dennoch gab es Patienten, die immer wieder Neurodermitisschübe bekamen, offensichtlich doch deshalb, weil die Ursache noch nicht vollständig erkannt und beseitigt worden war.

Nach Überzeugung des Autors ist ein Neurodermitiker nur krank, wenn das krankmachende Agens ständig einwirkt und die Neurodermitis unterhält. Deshalb kamen als noch nicht bekannte Auslöser nur Dinge in Frage, mit denen der Neurodermitiker ständig konfrontiert war. Der intensive Umgang mit den erkrankten Kindern und ihren Familien machte deutlich, daß der Neurodermitiker, obschon er zeitweilig sein Eigeninteresse energisch vertritt, ein sehr sensibler Mensch ist, der mit Problemen des täglichen Lebens nicht richtig umgehen kann. Er gerät dadurch so unter Spannung, daß er ein Organ, seine Haut, zu Hilfe nehmen muß, um die Spannung zu bewältigen. Durch Wiedergewinnen von Vertrauen, von Selbstsicherheit, von Harmonie werden Spannungen des Alltags beseitigt oder leichter ertragen.

Der aus dieser Ansicht sich herleitende Einsatz harmonsierender Verfahren wie autogenes Training, positives Denken, menschliche Zuwendung, psychologische Betreuung im Bedarfsfall brachte den Durchbruch in der Behandlung der Neurodermitis.

Was also ist das Geheimnis der Neurodermitis? Sicher ist die Neurodermitis keine Erkrankung, deren Ursache in der Haut selbst begründet liegt. Ursache ist die Atopie. Der Neurodermitiker ist ein psychisch und mit seiner Haut überempfindlich reagierender Mensch, der zu Allergien neigt. Meidet man auslösende Faktoren wie psychische Spannungen, Allergene oder irritative Reize, so klingt die Neurodermitis ab. Heilbar wird sie erst, wenn es gelingt, den Atopiker in einen selbstsicheren, harmonischen Menschen zu verändern, der gesund lebt. Der Anspruch, den das vorliegende Behandlungsverfahren erhebt, ist enorm. Dennoch bezeugen die Behandlungsergebnisse, daß dieses hohe Ziel zu erreichen ist.

Ernst August Flemming

Gelsenkirchen, im Januar 1987

Einführung für den Leser

Das Buch ist speziell für den Betroffenen, den Neurodermitiker geschrieben. Es ist deshalb in verständlicher Sprache, d. h. weitgehend frei von Fachausdrücken, abgefaßt. Es ist das Ziel des Buches, dem Neurodermitiker die Ursachen seiner Erkrankung klarzulegen und die Behandlungsmethoden zu vermitteln. Kann der Betroffene sich seine Krankheit erklären, versteht er sie, verliert sie an Schrecken. Außerdem ergeben sich aus diesem Wissen logisch die Behandlungsmöglichkeiten. Die Behandlung der Neurodermitis ist zu kompliziert, als daß sie der Betroffene selbst durchführen kann. Er sollte sich um ärztliche Hilfe bemühen.

Das Buch besitzt den Aufbau eines Nachschlagewerkes. Praktisch jede Seite enthält eine eigene, neue Information. Für persönliche Notizen ist genügend Raum vorhanden. Das Buch umfaßt zwölf Kapitel. Der Leser wird in jedes neue Kapitel eingeführt, der Inhalt ist jeweils kurz angegeben.

Das erste Kapitel enthält die gedanklichen Grundlagen über Ursache und Behandlung der Neurodermitis. Es ist das zentrale Kapitel, das durch die nachfolgenden nur ergänzt und in Details erweitert wird.

Im zweiten Kapitel ist in stark verkürzter Form das klinische Bild der Neurodermitis dargestellt.

Das dritte Kapitel beschäftigt sich mit der Allergie, wie sie entsteht, wie man ihr vorbeugen kann, und wie sie diagnostiziert wird.

Das vierte Kapitel ist einzelnen, wichtigen Allergenen gewidmet, Nahrungsmittelallergenen und Inhalationsallergenen.

Im fünften Kapitel sind Lebensmittelzusätze aufgeführt.

Im sechsten Kapitel erfährt der Leser, daß neben der Allergie auch nichtallergische, sogenannte pseudoallergische Reaktionen eine Neurodermitis hervorrufen können.

Im siebten Kapitel wird über Chemikalien und Pestizide als Auslöser der Neurodermitis berichtet.

Im achten Kapitel wird die normale Entwicklung des Kindes bis zu drei Jahren dargestellt.

Das neunte Kapitel informiert über psychische Spannungen.

Das zehnte Kapitel geht auf die Ernährung des Neurodermitikers ein.

Das elfte Kapitel behandelt spezielle medizinische Probleme bei der Neurodermitis.

Dem zwölften Kapitel sind Ratschläge für den Neurodermitiker zu entnehmen.

Die Neurodermitis ist in ihrer ganzen Ausprägung, Vielfalt und all ihren Problemen dargestellt. In dieser Kompliziertheit trifft sie sicher nicht für alle Betroffenen zu. Es gibt nämlich nicht nur ein einziges, immer wiederkehrendes Erscheinungsbild des Ekzems. Vielmehr hat jeder Neurodermitiker das ihm eigene Ekzem. Die Kunst im Lesen des Buches besteht demzufolge darin, daß der Neurodermitiker nur das herausfindet, was für ihn speziell gilt. Er sollte Nichtzutreffendes vergessen, es würde ihn nur unnötig belasten.

Viele Neurodermitiker und ihre Angehörigen werden irritiert sein, wenn sie das Buch lesen. Das, was sie bisher in gutem Glauben getan haben, stellt sich nach dem vorliegenden Konzept als nicht immer günstig heraus. Woran liegt das? Es liegt daran, daß das Denken und Bemühen bisher der kranken Haut galt. In diesem Buch haben sich aber die Denkansätze von außen nach innen, d. h. fort von der Haut hin zur Persönlichkeit, dem Wesen des Neurodermitikers, verschoben. Damit ändert sich zwangsläufig das Behandlungskonzept.

1. Kapitel
Überlegungen zur Neurodermitis

Einführung in das erste Kapitel:

Die Neurodermitis gilt als angeborene, unheilbare Hautkrankheit. Ein Krankheitsprozeß ist angestoßen worden, der danach chronisch, kaum beeinflußbar abläuft. Deshalb konzentrieren sich die Behandlungsmaßnahmen auch darauf, das Leiden zu lindern durch äußerliche Anwendungen in Form von Salben, Bädern und Medikamenten, die juckreizmindernd und entzündungshemmend wirken.

Diese Vorstellung über die Neurodermitis muß kritisch überdacht werden. Viele Neurodermitiker verlieren im Verlauf ihres Lebens das Leiden. Das ist unvereinbar mit einer unheilbaren Krankheit. Wenn eine Erkrankung spontan ausheilt, müßte der Heilerfolg nachzuahmen sein. Das verlangt nach einem neuen Verständnis der Neurodermitis, ihrer Ursachen und Behandlung.

Inhaltliche Übersicht:

Nach der hier vertretenen Meinung über die Neurodermitis erwirbt dieses Leiden vorzugsweise ein ganz bestimmter Menschentyp, der Atopiker. Der Atopiker ist sehr sensibel. Er besitzt überempfindliche Haut und Schleimhäute, und er neigt zur Allergie. Er erkrankt deshalb leichter als andere an einer Neurodermitis, einem Bronchialasthma oder einem allergischen Schnupfen. Um krank zu werden, bedarf es eines auslösenden Reizes. Der Neurodermitiker erwirbt sein Leiden. Fällt der Reiz fort, gesundet er. Besteht die Neurodermitis dagegen weiter, müssen Reize die Neurodermitis ständig unterhalten. Welche sind das?

Eine überempfindliche Haut kann auf unspezifische Umweltreize wie Wärme, Kälte u. a. reagieren. Diese allein erklären nicht den Fortbestand der Erkrankung.

Es müssen noch weitere Faktoren sein, die täglich einwirken, z. B. Allergene. Von den Allergenen, die eingeatmet werden, ist bekannt, daß sie vor allem Schnupfen und Husten auslösen. Die Allergene, die gegessen und getrunken werden, verursachen dagegen vorwiegend Hautreaktionen. Es sind also vor allem Nahrungsmittel, die eine Neurodermitis hervorrufen und unterhalten. Ist die Neurodermitis ständig vorhanden, kommen als Allergene nur die Nahrungsmittel in Betracht, die täglich verzehrt werden.

Hier wird sofort die Kritik des Lesers einsetzen. Ein Nahrungsmittel, das täglich gegessen wird, soll krank machen? Das müßte man doch erkennen können. Leider ist das nicht möglich. Das Phänomen, das als maskierte Allergie bezeichnet wird, ist der Grund dafür, daß das Allergen in der täglichen Nahrung unerkannt bleibt. Maskierte Allergie, was versteht man darunter? Hohe Dosen des Allergens rufen Krankheitssymptome hervor, die von sehr niedrigen Dosen des Allergens, die sich vom Vortag noch im Körper befinden, augenblicklich gelöscht werden. Da Aktivierung und Löschung von Symptomen nicht ständig im Gleichgewicht stehen, hat der Neurodermitiker einmal mehr oder weniger Beschwerden, je nachdem, was überwiegt, Aktivierung oder Löschvorgang. Der Neurodermitiker ist chronisch krank. Der Vorgang der maskierten Allergie erklärt dem Neurodermitiker, weshalb er die Ursache vieler Neurodermitisschübe nicht ergründen kann und wie es zu der unrichtigen Behauptung gekommen ist, daß Nahrungsmittel keinen Einfluß auf die Neurodermitis haben.

In der Nahrung sind es neben Allergene noch Säuren, die sich ungünstig auf die Haut auswirken. Von Säuglingen und Kleinkindern weiß man, daß die Haut bei Gaben von zuviel Fruchtsäure wund wird. Es läßt sich nachweisen, daß auch die Haut des Neurodermitikers auf eine säurereiche Ernährung ungünstig reagiert.

Allergische Symptome können durch Trinken einer basischen Lösung günstig beeinflußt werden. Deshalb erhält der Neurodermitiker eine vorwiegend vegetarische Ernährung, die den Körper basisch verändert.

Unspezifische Umweltreize, Allergene und ein Zuviel an Säuren in der Nahrung als auslösende Faktoren der Neurodermitis sind beschrieben. Als weiteres sind psychische Spannungen zu nennen, die eine Neurodermitis unterhalten. Auch gesunde Menschen reagieren auf nicht alltägliche Spannungen mit Organsymptomen, z. B. kann Angst vor einer Prüfung Magenschmerzen oder Durchfall auslösen. Der Neurodermitiker würde bei Prüfungsangst Hauterscheinungen bekommen. Spannungen werden von ihm als Juckreiz wahrgenommen und durch Kratzen, Ekzemverstärkung beantwortet. Man muß sich in das Gedächtnis rufen, daß der Neurodermitiker als Atopiker, als überempfindlicher Mensch charakterisiert wird.

Im Gegensatz zum Gesunden gerät der Neurodermitiker bereits durch den normalen Alltag ständig unter Spannung, und diese Spannung entlädt sich (für ihn und seine Umgebung oft nicht erkennbar) über seine Haut in Form neurodermitischer Krankheitserscheinungen.

Nächtliche Schlafstörungen und Kratzattacken können ihre Ursache haben in zu häufigem Stillen und Füttern nachts, verlängerter Symbiose zwischen Mutter und Kind oder Wiedergutmachungsbemühungen berufstätiger Mütter. Die Schlafstörungen verschwinden, wenn die Eltern konsequent ihr Verhalten ändern.

Kratzt sich ein neurodermitisches Kind, weil ohne seine Schuld, z. B. durch eine allergische Reaktion, Juckreiz ausgelöst wird, muß man dem Kind helfen. Ist das Kratzen dagegen als Fehlverhalten einzuordnen, ist Hilfe nicht erlaubt. Will das Kind seinen Willen unter Zuhilfenahme von Kratzen durchsetzen, darf nicht nachgegeben werden. Kritik der Umwelt, Sorgen der Eltern und Selbstvorwürfe wegen des unbeherrschten Kratzens setzen den Neurodermitiker unter Spannung und verhindern, daß er sich zu einer selbstsicheren Persönlichkeit entwickelt.

Der Atopiker reagiert nicht nur mit seiner Haut auf Spannungssituationen. Auch seine Schleimhäute verändern sich. Sie schwellen an, quellen auf und sind damit ohne Oberflächenschutz. Allergene können ungehindert in den Organismus eindringen und sensibilisieren. Dieses Verhalten ist ein wesentlicher Grund dafür, daß der Neurodermitiker zum Allergiker, Allergiekranken wird. Ist der Neurodermitiker bereits sensibilisiert, lösen Allergene in Spannungssituationen leichter Krankheitssymptome aus. Die Schleimhäute des gesunden, selbstsicheren Menschen verhalten sich anders. Sie schwellen in Spannungssituationen ab. Eine Allergisierung ist deshalb kaum möglich.

Eine unkomplizierte Neurodermitis wird sich durch diätetische Maßnahmen, eine selbstverständliche aber gelassene Umgangsform sowie durch Meidung irritativer Reize bessern. Bei komplizierten Neurodermitisformen dagegen ist eine stationäre Behandlung unumgänglich. Mutter und Kind werden aus ihrer Isolierung herausgeholt und in eine Gemeinschaft aufgenommen. Die Symbiose wird behutsam gelöst, Entwicklungsschritte des Kindes werden gefördert und seine positiven Eigenschaften verstärkt. Die Kinder lernen, streng allergenarm zu essen. Ernährungsberatung und Nahrungsmittelprovokationstests werden unter fachlicher Anleitung ausgeführt. Spannungen werden durch Erlernen eines autogenen Trainings abgebaut. Bei Bedarf erfolgt eine fachpsychologische Betreuung während des stationären Aufenthaltes.

Die Eltern erfahren, daß es sich bei der Neurodermitis im strengen Sinn nicht um eine Hauterkrankung handelt. Deswegen steht die Behandlung mit Salben und Bädern bei dem hier vorliegenden Behandlungskonzept auch nicht im Vordergrund.

Unspezifische irritative Reize, Allergene und eine Ernährung mit zuviel Säuren sowie Spannungssituationen unterhalten eine Neurodermitis. Sie sind letztlich nicht die Ursache der Neurodermitis. Die Ursache liegt in der Persönlichkeit des Neurodermitikers begründet. Der Neurodermitiker ist Atopiker. Der reagiert mit seiner überempfindlichen Haut auf irritative Reize, und er wird zum Allergiker. Außerdem spielen psychosomatische Vorgänge eine Rolle. Überempfindliche Haut (Hyperreagibilität), Allergie (die Neurodermitis ist eine allergische Erkrankung) und psychische Spannungen stehen bei der Neurodermitis in enger Wechselbeziehung zueinander, ja sie bedingen sich nahezu gegenseitig.

8

Das vorliegende Behandlungskonzept greift an der Ursache der Neurodermitis an, d. h. es wird versucht, die Atopie, das Andersreagieren, zu beeinflussen. Gelingt es, den Neurodermitiker zu einem harmonischen, selbstsicheren Menschen zu verändern, so spricht er mit seiner Haut nicht mehr auf psychische Spannungen und irritative Reize an. Seine Schleimhäute quellen in Spannungssituationen nicht mehr auf, Allergene können nicht mehr eindringen und sensibilisieren bzw. Krankheitssymptome auslösen. Der Allergisierung wird zudem durch eine allergenfreie, vorwiegend vegetarische Ernährung entgegengewirkt, durch die basische Kost den Allergiesymptomen begegnet. Gelingt es also, den Neurodermitiker gesund zu ernähren und zu einer harmonischen, selbstsicheren Person umzuformen, werden irritative Reize, Allergene oder psychische Spannungen in ihren Auswirkungen auf die Haut neutralisiert, und die Neurodermitis heilt ab.

Neurodermitis ist keine angeborene, unheilbare Erkrankung

Dieser Satz mag verwirren, denn allgemein wird von der Neurodermitis als einer angeborenen und damit unheilbaren Erkrankung gesprochen. Stimmt das?

Bei 70% aller Patienten mit Neurodermitis finden sich bei einem Elternteil oder Geschwisterkind ebenfalls eine Neurodermitis oder Erkrankungen, die in den allergischen Bereich gehören. Daraus leitet sich ab, daß eine Anlage zur Neurodermitis vorhanden sein muß. Zumeist wird der Neurodermitiker gesund geboren, er erkrankt dann aber vorzugsweise im Kindesalter. Die Krankheit wird also ausgelöst, erworben. Der Krankheitsverlauf zieht sich über Jahre oder Jahrzehnte hin. Danach heilt bei der Mehrzahl der Patienten die Neurodermitis ab. Ein derartiger Krankheitsverlauf ist unvereinbar mit dem einer angeboren, unheilbaren Erkrankung. Diese müßte lebenslang bestehen und dürfte niemals ausheilen.

Der Krankheitsverlauf der Neurodermitis weist Phasen der akuten Erkrankung und der totalen Beschwerdefreiheit auf. Der Neurodermitiker kann also trotz entsprechender Veranlagung völlig gesund sein. Wenn die Neurodermitis spontan ausheilt, dann müßte eine Heilung doch auch durch Behandlung zu erzielen sein.

Bei entsprechender Veranlagung wird die Neurodermitis erworben und sie müßte, da sie sich meistens im Verlauf des Lebens verliert, auch bei richtiger Therapie zu heilen sein.

Neurodermitis, endogenes Ekzem, atopische Dermatitis

Neurodermitis heißt übersetzt Hautentzündung, die in Zusammenhang mit dem Nervensystem steht. Für diese Hauterkrankung werden noch weitere Namen verwendet, z. B. endogenes Ekzem oder atopische Dermatitis.

Ekzem ist eine Bezeichnung für viele Hautkrankheiten. Das Wort kommt aus dem Griechischen und ist im Jahre 593 erstmalig von Aetius von Amida gebraucht worden. Ekzem heißt soviel wie aufbrausen, aufkochen. Gemeint ist wohl „der durch Hitze herausgetriebene Hautausschlag".

Die Ekzemform, von der in diesem Buch hauptsächlich die Rede ist, wird als endogenes Ekzem bezeichnet. Damit ist ein Hautausschlag gemeint, der von innen kommt.

Es wird auch der Ausdruck atopische Dermatitis benutzt. Atopie heißt anders reagieren. Der Atopiker reagiert überempfindlich mit seiner Haut, und er neigt zur Allergie.

Den Namen ist zu entnehmen, daß das Ekzem:
— von innen herauskommt (endogenes Ekzem)
— Beziehung zum Nervensystem hat (Neurodermitis)
— auf einer überempfindlichen Haut beruht, wobei der Atopiker zur Allergie neigt (atopische Dermatitis)

Atopie als Grundlage der überempfindlichen Haut

Die Neurodermitis tritt in bestimmten Familien auf. Der Grund hierfür liegt in der Atopie, die vererbt wird. Der Atopiker reagiert anders als der normale Mensch, er ist hautempfindlich. Deshalb können unspezifische Reize die Haut des Neurodermitikers krankhaft verändern. Fallen die Reize fort, gesundet die Haut wieder.

Folgende irritative Reize sind in der Lage, eine Neurodermitis auszulösen:

— thermische Reize (Wärme, Kälte)
— jahreszeitliche Einflüsse (Frühjahr, Sommer, Herbst, Winter)
— Umweltreize (Baden in gechlortem Wasser, intensiv riechende Düfte usw.)
— Entzündungen (durch Bakterien, Viren, durch Impfungen)
— mechanische, örtliche Irritationen (scheuerndes Kleidungsstück)
— Zahnen, insbesondere bei Säuglingen und Kleinkindern
— Kontakt mit tierischen Produkten (z. B. Wollkleidung, Federn, Leder, Felle)

Worauf ein Neurodermitiker reagiert, ist letztlich individuell unterschiedlich.

> Die Haut des Neurodermitikers reagiert überempfindlich auf Reize und wird dadurch krank. Die Reize können sehr unterschiedlich sein, wie thermische oder jahreszeitliche Einflüsse, Umweltstoffe, Entzündungen, Zahnen — um nur die wesentlichen zu nennen.

Wie kann man irritativen Reizen begegnen bzw. sie meiden?

— Reagiert die Haut z. B. auf Wärme, sind überheizte Räume, ein Spaziergang in der Sommerhitze oder ein Sommerurlaub in südlichen Ländern zu meiden. Der Ekzematiker sollte kühl schlafen.

— Bei jahreszeitlich gebunden Beschwerden kann evtl. ein Aufenthalt in einem anderen Klima zum Zeitpunkt der Hauptbeschwerden hilfreich sein.

— Verträgt der Neurodermitiker kein Chlor, ist Baden in chlorhaltigem Wasser, bei besonders Empfindlichen auch das Trinken chlorierten Wassers, untersagt. Bei einer Reaktion auf Duftstoffe sollten alle intensiv riechenden Dinge gemieden bzw. aus der Wohnung entfernt werden.

— Reagiert die Haut bei Infektionen, muß geduldig abgewartet werden, bis der Infekt abgeklungen ist. Bei der Schutzimpfung ist es die künstlich erzeugte Entzündung, die Probleme bereitet, oder es sind die dem Impfstoff beigefügten Zusatzstoffe, die der Neurodermitiker nicht verträgt. Ein Hühnereieiweiß-Allergiker sollte deshalb z. B. einen Masernimpfstoff bevorzugen, der kein Hühnereieiweiß enthält.

— Scheuernde Kleidungsstücke werden unterpolstert oder umgenäht.

— Bei zahnenden Kindern muß der Zahndurchbruch abgewartet werden.

— Kontakt mit tierischen Produkten ist zu meiden. Die Kleidung des Neurodermitikers sollte aus reiner Baumwolle bestehen. Auch die Eltern dürfen keine tierische Wolle tragen, wenn das neurodermitische Kind damit in Berührung kommen kann. Bettfüllungen enthalten am besten Baumwolle.

Reagiert die Haut des Neurodermitikers auf irritative Reize, müssen diese gemieden werden. Das ist nicht immer möglich. Bei Infekten oder beim Zahnen muß daher geduldig abgewartet werden, bis der Infekt abgeklungen bzw. der Zahn durchgebrochen ist.

Allgemeine Maßnahmen

1. Kleidung langsam ausziehen, da sonst Juckreiz ausgelöst wird.

2. Vorsicht bei nicht farbfesten Kleidungsstücken, insbesondere Hosen.

3. Wäsche gründlich spülen, Spülwasser muß klar sein.

4. Keinen Weichspüler verwenden.

5. Kontakt mit Wasser einschränken, das Wasser darf nicht zu warm sein.

6. Beim Zähneputzen keine Zahnpaste benutzen, denn die Bürste reinigt die Zähne, nicht die Paste.

7. Halbschuhe und Sandalen tragen, wenn die Füße befallen sind. Zu Hause in Baumwollsocken gehen, Füße viel hochlagern.

8. Fingernägel kurz schneiden, um das Aufkratzen zu erschweren.

9. Haarschnitt so tragen, daß Haare die ekzematische Haut nicht berühren.

10. Toilettenbrille nicht mit Desinfektionsmittel säubern (Gefahr eines Kontaktekzems).

11. Matratze aus pflanzlichen Produkten, z. B. Kapok. Besteht sie aus Schaumstoff, drei bis vier Lagen Baumwolltücher über die Matratze legen, damit der Körper besser ventilieren kann.

12. Roßhaarschoner, -Kissen und -Matratzen aus dem Bett entfernen.

13. Plastik (Schnuller, Windeln), Gummi (Gummistiefel), imprägnierte Kleidungsstücke können ein Ekzem auslösen.

Die allgemeinen Maßnahmen verfolgen im wesentlichen den Zweck, irritative Reize von dem Neurodermitiker fernzuhalten.

Der Atopiker hat nicht nur eine überempfindliche Haut, auch seine Schleimhäute, insbesondere die von Bronchien und Nase, reagieren überschießend. Zudem wird der Atopiker leicht allergisch. Deshalb ist die Neurodermitis auch häufig mit einem Bronchialasthma oder Schnupfen verbunden.

Von 33 Kindern mit Ekzem wiesen 16 isoliert diese Erkrankung auf. Bei 12 Kindern war die Neurodermitis mit einem Bronchialasthma gekoppelt. 5 Kinder waren an einer Neurodermitis, einem Bronchialasthma sowie einem Schnupfen gleichzeitig erkrankt.

Von den Allergenen, die eingeatmet werden, ist bekannt, daß sie besonders Husten und Schnupfen auslösen. Die Allergene, die gegessen und getrunken werden, verursachen vor allem Hautreaktionen. Für die Art der Organreaktion ist es wichtig, auf welchem Weg das Allergen in den Körper gelangt. Dies soll an einem Beispiel erläutert werden:

Ein Asthmatiker reagiert mit Atemnot auf Pollen, die er einatmet. Trinkt er die Pollen in einer Lösung, so wird sich eher seine Haut röten und jucken, als daß ein Asthma auftritt. Es sind also vornehmlich Allergene, die gegessen und getrunken werden, die eine Hautreaktion bewirken.

Der Atopiker besitzt überempfindliche Haut und Schleimhäute. Zudem reagiert er auch leicht allergisch. Deshalb ist eine Neurodermitis auch häufig mit einem Bronchialasthma oder Schnupfen verbunden. Allergene, die eingeatmet werden, lösen besonders häufig Husten und Schnupfen aus, während die Allergene, die gegessen und getrunken werden, vor allem Hauterscheinungen hervorrufen.

Können Allergene, insbesondere Nahrungsmittel, eine Neurodermitis auslösen?

Es ist bekannt und wird akzeptiert, daß Nahrungsmittelallergien Nesselsucht und Gewebsschwellungen hervorrufen. Daß Allergene, insbesondere Nahrungsmittel, eine Neurodermitis auslösen, wird bezweifelt. Eine Neurodermitis entsteht häufig nach dem Abstillen beim ersten Zufüttern von Nahrungsmitteln. Man muß also annehmen, daß Nahrungsmittel doch ursächliche Bedeutung bei der Entstehung der Neurodermitis besitzen. Entscheidend für die Beurteilung darüber, ob ein Nahrungsmittel für eine Ekzemreaktion verantwortlich ist, ist das Auftreten typischer Hautsymptome nach Aufnahme des Nahrungsmittels.

Zu der schwierigen Frage, ob durch Nahrungsmittel eine Neurodermitis ausgelöst und unterhalten wird oder ob Neurodermitis und Nahrungsmittelallergie voneinander unabhängige Erscheinungen sind, wurden eigene Untersuchungen durchgeführt:

33 Kinder mit Neurodermitis erhielten nach allergenfreier Ernährung Kuhmilch zu trinken:
11 reagierten mit einer allergischen Sofortreaktion, d. h. innerhalb von 30 Minuten nach Kuhmilchtrinken.
2 zeigten eine allergische Spätreaktion. Die Krankheitszeichen traten erst nach 12—24 Stunden auf.

28 Kinder aus derselben Gruppe wurden zusätzlich mit Hühnereieiweiß belastet:
7 bekamen sofort nach Eigenuß Symptome.
4 reagierten spät.

Die Symptome, die ausgelöst wurden, waren:
— Juckreiz
— Hautrötung
— Schwellung der Haut
— Ekzemverstärkung und Ekzemauslösung

Die eingangs gestellte Frage wird aus den Untersuchungen wie folgt beantwortet:

Nahrungsmittel sind in der Lage, über Juckreiz und Hautrötung hinaus ein Ekzem zu verschlimmern und sogar auszulösen. Die Behauptung, die Ernährung habe keinen Einfluß auf die Neurodermitis, ist damit widerlegt.

Eine allergenfreie Ernährung müßte sich günstig auf das Ekzem auswirken.

Daß Allergene, insbesondere Nahrungsmittel, ein Ekzem auslösen oder unterhalten, wird bezweifelt. In eigenen Untersuchungen an neurodermitischen Kindern ließ sich zeigen, daß die verschiedensten Nahrungsmittel in der Lage sind, über Juckreiz und Hautrötung hinaus Ekzemverstärkung und sogar Ekzemauslösung zu bewirken. Eine allergenfreie Ernährung muß sich demzufolge günstig auf die Neurodermitis auswirken.

Daß die Nahrungsmittelallergie Juckreiz oder Hautrötung hervorruft, ist vielen noch einsichtig. Daß aber eine Ekzemreaktion verstärkt oder sogar ein Ekzem ausgelöst wird, ist schwer zu akzeptieren. Dennoch scheint es so zu sein. Bei einer anderen atopischen Erkrankung, dem Asthma bronchiale, kann durch Nahrungsmittel neben der allergischen Sofortreaktion eine Spätreaktion provoziert werden. Die allergisch asthmatische Spätreaktion auf ein Nahrungsmittelallergen könnte der Ekzemreaktion entsprechen. Gemeint ist nicht die Spätreaktion, die auf bronchialerweiternde Medikamente anspricht, sondern vielmehr diejenige, bei der Bronchodilatatoren absolut wirkungslos sind und nur Kortison hilft. Dennoch hat der Asthmatiker, trotz Einsatz des Kortisons, über mehrere Tage lang eine eingeschränkte Lungenfunktion und asthmatische Beschwerden. Diese letztgenannte bronchiale Reaktion ist der Ekzemverstärkung bzw. Ekzemauslösung an der Haut durch ein Nahrungsmittelallergen vergleichbar.

Beim Asthma bronchiale scheint mit der allergischen Spätreaktion, die nur auf Kortison anspricht, ein ähnlicher Vorgang vorzuliegen, wie er bei der Neurodermitis durch ein Nahrungsmittelallergen in Form von Ekzemverstärkung oder Ekzemauslösung zu beobachten ist.

Die maskierte Nahrungsmittelallergie

Wenn ein Neurodermitiker ständig Hautausschlag hat und wenn Nahrungsmittel dafür verantwortlich sein sollen, dann müßte sich der Neurodermitiker doch täglich krank essen.

Daß Nahrungsmittel, insbesondere diejenigen, die häufig verzehrt werden, eine Neurodermitis verursachen, ist doch wohl unglaublich. Produkte, wie Kuhmilch oder Hühnerei, die wir täglich zu uns nehmen, sollen krank machen? Das müßte man doch sehen. Leider nein!

Wird das Allergen selten gegessen, etwa im Abstand von 5—7 Tagen, so wird jedesmal eine sichtbare allergische Reaktion folgen. Der Fischallergiker weiß Bescheid. Er wird immer freitags krank.

Ein Allergen, das selten gegessen wird, wird als krankmachend von dem Neurodermitiker erkannt.

Wird das Nahrungsmittelallergen dagegen täglich oder jeden 2.—3. Tag verzehrt, ändert sich die Situation. Die allergische Reaktion läuft zwar ab, sie ist aber nicht mehr zu erkennen. Der Grund hierfür ist, daß hohe Dosen des Allergens eine allergische Reaktion auslösen, die von niedrigen Dosen des Allergens, welche sich vom Vortag noch im Körper befinden, gelöscht wird. Das Ekzem ist chronisch vorhanden. Es ist einmal stärker ausgeprägt, wenn Aktivierungsvorgänge überwiegen oder geringer ausgeprägt, wenn Löschvorgänge dominieren. Die Allergie ist maskiert, nicht sichtbar, nicht zu bemerken. Der Kuhmilch- oder Hühnerei-Allergiker kann deshalb nicht erkennen, daß er durch die Eiweiße, die er täglich ißt, meist in nicht erkennbarer Form den verschiedensten Speisen beigemischt, krank wird.

Das Phänomen der maskierten Nahrungsmittelallergie erklärt dem Neurodermitiker, weshalb er die Ursache vieler Neurodermitisschübe nicht ergründen kann und wie es zu der falschen Behauptung gekommen ist, daß Nahrungsmittel keinen Einfluß auf das Ekzem haben.

Ein Nahrungsmittelallergen, das häufig aufgenommen wird, ist in seiner krankmachenden Wirkung nicht zu erkennen. Die Allergie ist maskiert, weil hohe Dosen des Allergens Krankheitssymptome auslösen, die von niedrigen Dosen des Allergens gelöscht werden (Auslöschphänomen).

Obwohl Rinkel das Phänomen der maskierten Nahrungsmittelallergie bereits vor 40 Jahren gelöst und beschrieben hat, ist dieses Wissen weitgehend verlorengegangen, oder es wird nicht akzeptiert. Dazu beigetragen hat wahrscheinlich, daß es kaum vorstellbar und nicht erklärlich ist, daß ein Allergen den Allergiker krank und gesund machen kann. Die Wirkung ist nur dosisabhängig.

Wenn das Phänomen der maskierten Allergie tatsächlich existiert, müßte es sich auch bei anderen allergischen Erscheinungen im Experiment nachvollziehen lassen. Auf den Heuschnupfen übertragen würde dies z. B. bedeuten, daß man mit einer hohen Konzentration einer Pollenlösung Heuschnupfensymptome auslöst, die dann durch eine extrem niedrige Konzentration derselben Pollenlösung zu löschen wären. Hier das Experiment: Heuschnupfenpatienten wird im beschwerdefreien Zustand Pollenlösung in ansteigender Konzentration auf die Nasenschleimhaut gesprüht, bis die Nase verstopft, läuft oder die Patienten niesen. 1 Tropfen der Allergenlösung wird dann mit 9 Tropfen Wasser verdünnt und gemischt (das entspricht D_1). Aus dieser Lösung wird 1 Tropfen entnommen und erneut werden 9 Tropfen Wasser zugesetzt (D_2), usw. Bei den meisten Patienten genügen einige Tropfen D_{50}, um die Symptome des Heuschnupfens schlagartig zu beseitigen. Diese Art der Behandlung wenden wir seit Jahren erfolgreich bei vielen Heuschnupfenpatienten an. Durch die Einnahme der Tropfen können Beschwerden nicht nur gelöscht, sondern ihnen kann auch vorgebeugt werden.

Das Phänomen der maskierten Allergie ist nicht erklärlich. Es läßt sich aber experimentell auch bei anderen allergischen Erkrankungen, z. B. dem Heuschnupfen, nachweisen.

Wie kann man die maskierte Allergie erkennen?

Wird ein Allergen selten gegessen, so treten jedesmal nach dem Genuß des Allergens sichtbare Krankheitszeichen auf:

Allergenaufnahme
selten   Aktivierung (eine Ekzemreaktion tritt auf)

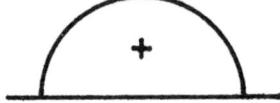

Wird ein Allergen täglich gegessen, so lösen hohe Dosen des Allergens Krankheitszeichen aus, die sekundenschnell durch niedrige Dosen des Allergens, die sich noch vom Vortag im Körper (Darm) befinden, gelöscht werden. Der Neurodermitiker kann demzufolge nicht erkennen, daß ihn das Allergen krank macht (maskierte Allergie):

Allergenaufnahme
täglich   Aktivierung

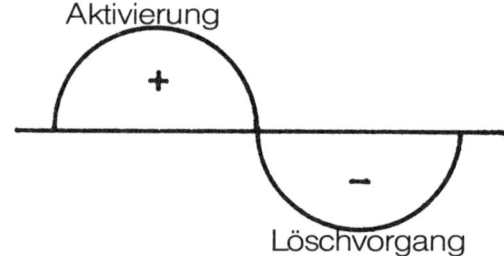

Löschvorgang

Die maskierte Allergie kann entlarvt werden, wenn das Allergen für mehrere Tage absolut gemieden wird. Der Körper scheidet dann die Löschpotenz aus. Dadurch kommt der Patient wieder in seinen ursprünglich überempfindlichen Zustand zurück. Erneute Allergenaufnahme führt jetzt, da keine Löschpotenz mehr vorhanden ist, nur zur Aktivierung, d. h. ruft erkennbare Krankheitszeichen hervor:

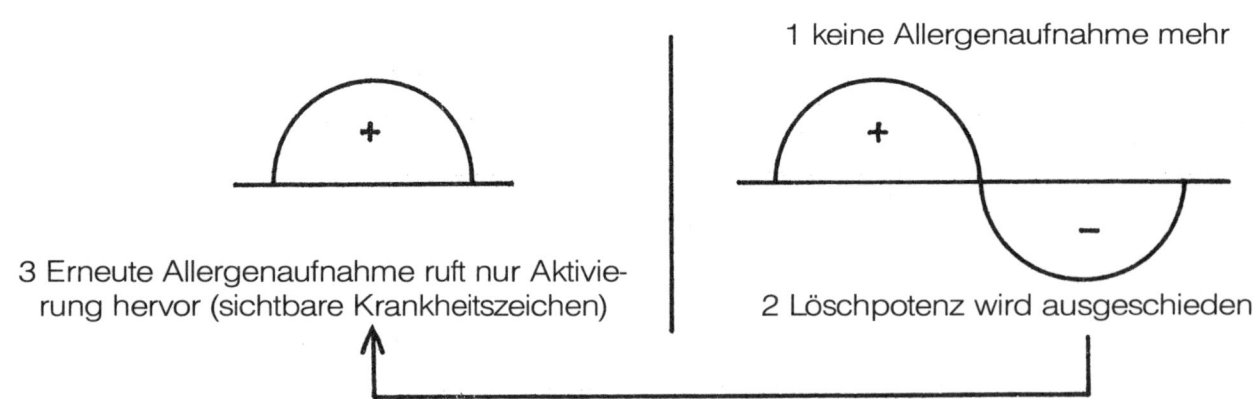

1 keine Allergenaufnahme mehr

3 Erneute Allergenaufnahme ruft nur Aktivierung hervor (sichtbare Krankheitszeichen)

2 Löschpotenz wird ausgeschieden

Bei hochallergischen Patienten ist ein derartiger oraler Belastungstest mit einem Nahrungsmittel nach Allergenkarenz nicht ungefährlich. Es kann ein sehr schwerer Neurodermitisschub hervorgerufen oder, wenn auch sehr selten, ein allergischer Schock ausgelöst werden.

Die Allergie gegen ein Nahrungsmittel, das täglich gegessen wird, ist zu erkennen, wenn nach absolut allergenfreier Ernährung über 3—5 Tage das Allergen erneut aufgenommen wird. Da keine Löschpotenz mehr vorhanden ist, wird eine sichtbare Reaktion hervorgerufen.

Warum ist die Nahrungsmittelallergie so verkannt worden?

Dafür gibt es mehrere Gründe:

— Säuglinge, die mit Kuhmilchpräparaten ernährt wurden und eine Neurodermitis entwickelten, sind früher zwar auf Sojamilchernährung umgestellt worden, haben aber Kuhmilcheiweiß in versteckter Form, z. B. über Vitamin D3 Tabletten oder über Brustwarzensalbe erhalten. Ein Erfolg durch Umstellung auf Sojamilch konnte folglich nicht erzielt werden. Trugschluß: Nahrungsmittel spielen in der Neurodermitisentstehung keine Rolle (Heute enthalten Vitamin D3 Tabletten kein Kuhmilcheiweiß mehr.).

> Wenn ein Neurodermitiker sein Allergen in versteckter Form, z. B. als Zusatz in Tabletten oder Brustwarzensalbe erhält, kann die Haut nicht gesunden.

— Es sind keine konsequenten Diäten eingehalten worden. Häufig nimmt der Neurodermitiker sein Allergen in versteckter Form, d. h. den Nahrungsmitteln zugesetzt, ohne daß es deklariert und damit erkennbar ist, zu sich. Eine Diät einzuhalten bedeutet allgemein, daß man weniger von dem betreffenden Produkt essen darf. Daß aber kein Molekül, kein Atom, ja nicht einmal die Information des Allergens von dem Neurodermitiker aufgenommen werden darf, war unbekannt. Es ist unmöglich, konsequente Diäten durchzuführen, ohne intensive Schulung der Patienten. Trugschluß: Trotz angeblicher Diät bessert sich die Haut nicht.

> Ohne Fachwissen, ohne intensive Schulung ist eine strenge allergenfreie Diät, die Voraussetzung für eine erfolgreiche Neurodermitisbehandlung ist, nicht durchzuführen.

— Es wurden sogenannte Eliminationsdiäten zur Behandlung der Neurodermitis eingesetzt. In den einzelnen Kostformen war z. B. kein Kuhmilcheiweiß oder Hühnereieiweiß enthalten, hingegen aber andere Nahrungsmittel und damit Nahrungsmittelallergene.

Da Neurodermitiker zumeist gegen mehrere Nahrungsmittel allergisch reagieren, mußte das Ergebnis der Eliminationsdiäten insgesamt unbefriedigend sein. Trugschluß: Nahrungsmittel sind bei der Neurodermitis von untergeordneter Bedeutung.

> Eliminationsdiäten haben nur dann Erfolg, wenn sich in der jeweiligen Diät kein Allergen mehr befindet.

— Das Phänomen der maskierten Nahrungsmittelallergie ist nicht allgemein bekannt. So kann ein Neurodermitiker, der sein Allergen ständig aufnimmt, dieses essen, ohne zu merken, daß er krank wird:

28 Neurodermitiker waren sich sicher, daß sie nicht auf Kuhmilcheiweiß reagieren:
12 bekamen dennoch Neurodermitissymptome nach Trinken von Kuhmilch.
25 Neurodermitiker verneinten eine Hühnereieiweißallergie:
9 wiesen aber Hautsymptome nach Eiverzehr auf.

> Das Phänomen der maskierten Allergie erklärt, warum ein Neurodermitiker nicht merkt, daß Nahrungsmittel, die er täglich ißt und gegen die er allergisch reagiert, die Neurodermitis unterhalten.

22

— Diäten, die aufgrund der Ergebnisse von Hauttests mit Nahrungsmittelallergenen erstellt wurden, führten zu unbefriedigenden Behandlungsergebnissen. Das ist nicht verwunderlich, wie eigene Untersuchungen belegen:

10 Neurodermitiker mit positivem Hauttest auf Kuhmilcheiweiß:
2 reagierten mit Neurodermitissymptomen nach Trinken von Kuhmilch.

23 Neurodermitiker mit negativem Befund im Hauttest auf Kuhmilcheiweiß:
11 bekamen dennoch Hauterscheinungen nach Genuß von Kuhmilch.

15 Ekzempatienten mit positivem Befund auf Hühnereieiweiß im Hauttest:
6 zeigten eine allergische Reaktion nach Eiverzehr.

13 Neurodermitiker mit negativem Hauttest auf Hühnereieiweiß:
5 wurden dennoch krank, als sie Hühnerei aßen.

> Nach Ergebnissen des Hauttests mit Allergenen ist keine allergenfreie Diät aufzubauen, da die Ergebnisse häufig falsch positiv oder falsch negativ sind.

— Neurodermitiker haben in der Mehrzahl hohe Serum-IgE-Werte.
Ein hoher Anteil des Immunglobulins E (IgE) im Serum zeigt beim Heuschnupfen oder Asthma bronchiale einen hoch allergischen Patienten an. Anstatt den Neurodermitiker als hoch allergisch (vor allem gegen Nahrungsmittel) zu betrachten, wurde das hohe IgE ignoriert.

> Ein hoher Wert des Immunglobulins E im Serum von Asthmatikern und Heuschnupfenpatienten spricht für eine Allergie. Dies muß auch für den Neurodermitiker gelten, falls sein Serum-IgE erhöht ist.

Liegt einer Nahrungsmittelunverträglichkeit immer eine Allergie zugrunde?

Bisher wurde bei einem Ekzemkranken die Unverträglichkeit eines Nahrungsmittels stets als allergische Reaktion erklärt. Die Wirklichkeit ist komplizierter. Für die Annahme einer Nahrungsmittelallergie ist zu fordern, daß allergische Mechanismen nachzuweisen sind, z. B. positiver Hauttest mit Allergenen, erhöhtes Immunglobulin E u. a.

Neben den allergische Reaktionen gibt es solche, die wie diese erscheinen, da sie ähnliche Krankheitsbilder hervorrufen. Es werden jedoch keine allergischen Mechanismen gefunden — Hauttest oder IgE-Gehalt im Serum sind z. B. normal. In diesen Fällen spricht man von pseudoallergischen Reaktionen.

Die pseudoallergische Reaktion kann bereits bei Erstkontakt mit dem Produkt ablaufen. Hierin unterscheidet sie sich von der Allergie, bei der nach Erstkontakt der Patient sensibilisiert wird und erst bei einem nachfolgenden zweiten Allergenkontakt erkrankt.

Von der allergischen und pseudoallergischen Reaktion sind noch abzugrenzen:
— Vergiftung durch Toxine
— Infektion durch Viren, Bakterien
— Reaktion durch Enzymmangel

Bei einer Nahrungsmittelunverträglichkeit kommen neben der Allergie auch andere Reaktionen als Ursache in Frage wie pseudoallergische Reaktionen, Vergiftungen durch Toxine, Infektionen durch Viren, Bakterien oder Reaktionen, die durch einen Mangel an Enzym bedingt sind.

Haben Säuren aus der Nahrung einen Einfluß?

Gibt man einem Säugling, der eine empfindliche Haut hat, zuviel Fruchtsäuren, so wird die Haut wund. Ein Neurodermitiker reagiert mit seiner Haut noch viel empfindlicher als ein Säugling. Fruchtsäuren aus Obst (sauer Apfel, Zitrone, Apfelsine, Mandarine, Pfirsich u. a.), Obstsäfte oder Früchtetees dürfen deshalb nicht aufgenommen werden. Der gleiche ungünstige Effekt wird hervorgerufen, wenn im Körper durch Abbau von Nahrungsmitteln (z. B. tierisches Eiweiß, raffinierter Zucker) Säuren entstehen — Produkte wie Kuhmilch, Hühnerei, Wurst, Käse, Quark, raffinierter Zucker und Süßigkeiten müssen deshalb streng gemieden werden. Als Konzession an eine ausreichende Eisenzufuhr ist der Genuß von tierischem Eiweiß (Rind-, Kalbfleisch, Wild oder Fisch) höchstens 1—(2)mal pro Woche erlaubt.

Säuren in Nahrungsmitteln lassen die Haut wund werden. Dabei ist es gleichgültig, ob man Säuren mit dem Nahrungsmittel direkt zuführt oder im Körper durch den Abbau von Nahrungsmitteln Säuren entstehen. Streng gemieden werden müssen:
— Obst, Fruchtsäfte, Früchtetees, die viel Fruchtsäuren enthalten.
— tierisches Eiweiß, insbesondere Kuhmilch, Hühnerei, Wurst, Käse, Quark.
— raffinierter Zucker, insbesondere Süßigkeiten.

Was bewirkt eine vorwiegend basische Ernährung?

Säuren in der Nahrung sind ungünstig für den Neurodermitiker. Wie verhält es sich mit Basen? Diese Frage soll durch die Beschreibung eines Experiments beantwortet werden:

Bei einem Milchallergiker rötet sich die Haut nach Milchgenuß. Trinkt er dann eine basische Lösung, z. B. Natriumbikarbonat, so verschwinden die roten Flecke. Die Krankheitssymptome, die durch eine allergische Reaktion ausgelöst wurden, sind durch Trinken einer basischen Lösung zu beseitigen.

Den günstigen Einfluß der basischen Reaktion auf die Allergie könnte der Neurodermitiker ausnutzen, wenn er eine vorwiegend basische Kostform äße. Es sind besonders Gemüse und Salate, die basisch wirken. Sie sind damit wichtige Nahrungsmittel des Neurodermitikers.

> Durch Trinken einer basischen Lösung ist allergischen Symptomen entgegenzuwirken. Eine Ernährung, die den Körper basisch verändert, müßte sich demzufolge günstig auf die Allergie auswirken. Gemüse und Salate sind deshalb wichtige Nahrungsmittel für den Neurodermitiker.

Wie sieht die Ernährung des Neurodermitikers aus?

Dem Handbuch für Ernährung und Diätetik ist zu entnehmen, daß die Ernährungsformen salzarm sind, und sie enthalten vorwiegend pflanzliche Produkte. Kuhmilch- und Hühnereieiweiß, Fruchtsäuren sowie raffinierter Zucker sind streng zu meiden.

Die Ernährung des Neurodermitikers soll möglichst naturbelassen sein. Sie besteht vorwiegend aus Gemüsen und Salaten. Diese werden größtenteils roh gegessen. Zum Zubereiten dienen kalt gepreßte Pflanzenöle, Sauerrahmbutter (sie enthält Milchfett und nicht das zu meidende Milcheiweiß) oder Margarine, die ohne Trinksauermilch hergestellt wird. An die Stelle von Auszugsmehlen treten frisch geschrotete Vollkornmehle, verarbeitet in Form von Vollkornnudeln, Vollkornbrot. Das tägliche Müsli enthält Getreide mit frischem Obst, z. B. süßem Apfel, Birne, Banane. Höchstens 1—(2)mal pro Woche darf tierisches Eiweiß, meist in Form von Rindfleisch, gegessen werden.

Der Speiseplan des Neurodermitikers umfaßt:

Gemüse: Erbsen, Möhren, Soja, Blumenkohl, Kohlrabi, Rosenkohl, Rotkohl, Weißkohl, Broccoli, Spinat, Bohnen, Schlangengurke
Salat: Blattsalat, Endiviensalat, Eissalat
Obst: Apfel, Birne, Banane
Beilage: Kartoffel, Vollkornnudeln, ungeschälter Reis
Getreide: Weizen, Roggen, Gerste, Hafer, Hirse, Leinsamen, Grünkern
Brot: Weizen-, Roggenmischbrot milchfrei, Roggenbrot milchfrei
Fett: Sauerrahmbutter, trinksauermilchfreie Margarine, kalt gepreßtes Pflanzenöl, z. B. Sonnenblumenöl, Distelöl
Fleisch: Rindfleisch, Kalbfleisch, Geflügel, Fisch (1—(2)mal/Woche)
Getränk: Sojamilch (zuckerfrei)
Infirmarius-Rovit-Haut- und Blutreinigungstee,
stilles Wasser mit einem Natriumgehalt unter 50 mg/kg,
evtl. Beruhigungstee abends
Erwachsene sollten keinen coffeinhaltigen Bohnenkaffee, schwarzen Tee oder Alkohol zu sich nehmen und nicht rauchen.

Säuglinge werden sechs Monate lang voll gestillt (ungesüßter Tee ist erlaubt, Vitamin D3 ist erforderlich, ab dem vierten Monat kann etwas selbst gepreßter Möhrensaft zugefüttert werden). Entwickelt sich unter dem Stillen bei dem Säugling eine Neurodermitis, wird die Nahrung der Mutter in der oben angegebenen Weise geändert. Ist Stillen unmöglich oder kann die Mutter eine strenge, vorwiegend vegetarische Kost nicht einhalten, wird Sojamilch verabreicht. Verträgt der Säugling die Sojamilch nicht, werden Eiweißhydrolysate eingesetzt.

Die Ernährung des Neurodermitikers besteht hauptsächlich aus naturbelassenen pflanzlichen Produkten. Kuhmilch-, Hühnereieiweiß, Fruchtsäuren sowie raffinierter Zucker werden streng gemieden. Säuglinge werden gestillt, oder sie erhalten Sojamilch. Wird Sojamilch nicht vertragen, werden Eiweißhydrolysate verabreicht.

Gibt es eine Kostform, die für jeden Neurodermitiker geeignet ist?

Eine derartige Ernährung gibt es im strengen Sinne nicht. Untersuchungen haben gezeigt, daß der Neurodermitiker auf verschiedene Nahrungsmittel reagieren kann. Dies erklärt, weshalb so viele, z. T. unterschiedliche Ernährungsempfehlungen für den Neurodermitiker existieren. Grundsätzlich sollte die Kost vorwiegend vegetarisch und frei von Säuerungsprodukten sowie raffiniertem Zucker sein. Diese Ernährung wird zunächst für zwei Monate streng durchgeführt. Bessert sich in diesem Zeitraum das Ekzem deutlich, kann davon ausgegangen werden, daß die Ernährung weitgehend allergenfrei und damit richtig und gesund für den Neurodermitiker ist.

Treten dagegen trotz konsequenter Diät weiterhin Ekzemschübe auf, deren Ursache nicht erklärt werden kann, so besteht der Verdacht, daß die Nahrung noch Allergene enthält. Man ist dann gezwungen, jedes einzelne Nahrungsmittel auf seine Verträglichkeit hin auszutesten.

25 Neurodermitiker bekamen trotz strenger Neurodermitisdiät weiterhin Ekzemschübe. Sie wurden deshalb auf Nahrungsmittelallergien untersucht, indem sie die einzelnen Produkte nach einer allergenfreien Zeit von mehreren Tagen zu essen bekamen:

7 wurden krank durch Sauerrahmbutter und Erbsen
6 wiesen Symptome auf nach Kohlrabi, Blumenkohl und Weizen
5 zeigten Hautreaktionen nach Bananengenuß
4 vertrugen keine Bohnen, Grahambrot, Apfel
3 bekamen Beschwerden nach Rindfleisch
2 reagierten auf Möhre, Broccoli, Spinat, Gurke, Kartoffel
1 Kind vertrug keinen Rotkohl, kein Soja, keine Margarine

Im Mittel hat jedes Kind mehr als zwei Nahrungsmittel nicht vertragen.

Es gibt keine Kostform, die für jeden Neurodermitiker allergenfrei ist. Bessert sich der Hautbefund unter einer strengen, vorwiegend vegetarischen Ernährung, so kann davon ausgegangen werden, daß diese Kost die richtige ist. Treten trotz strenger Diät hingegen immer wieder unerklärliche Ekzemschübe auf, besteht der Verdacht, daß die Nahrung noch Allergene enthält. Jedes einzelne Nahrungsmittel muß dann auf seine Verträglichkeit ausgetestet werden.

Was ist zu beachten bei der vegetarischen Ernährung?

Im Vergleich zu der Kostform, die viel tierisches Eiweiß enthält, müssen Kinder bei der vorwiegend vegetarischen Ernährung größere Mengen essen, weil sie sonst nicht gedeihen. Die Kinder verzehren während der Hauptmahlzeiten größere Portionen, oder sie essen häufiger über den Tag verteilt.

> Die Kinder gedeihen durch die vorwiegend vegetarische Ernährung, wenn sie große Mengen essen.

Viele neurodermitische Kinder sind von Natur aus zart. Das erweckt das Mitleid der Umgebung. Die Kinder werden täglich darauf angesprochen, und sie werden zum Essen aufgefordert. Die Folge ist, daß die Kinder die Nahrungsaufnahme immer mehr verweigern. Wie kann man aus diesem Kreislauf herauskommen? Zunächst sollte man einfach akzeptieren, daß es auch zarte, gesunde Kinder gibt. Häufig waren andere Familienmitglieder in der Kindheit ebenso zart. Essen die Kinder nicht, weil ständig über die Nahrungsaufnahme geredet wird oder sie zum Essen gezwungen werden, so muß die Umgebung ihr Verhalten ändern — über das Essen darf nicht mehr gesprochen werden. Das Kind nimmt normal an den Mahlzeiten der Familie teil, gleichgültig, ob es ißt oder nicht. Dem Kind wird kein Vorwurf gemacht und kein mitleidiger Blick darf das Kind treffen, in dem es lesen kann — „Du bist ja so dünn, ich mache mir Sorgen". Statt dessen ist auf aktives Leben, körperliche Betätigung, frische Luft, Spielen mit anderen Wert zu legen. Das lenkt die Kinder von dem Eßproblem ab. Meldet sich der Hunger, so werden sie schon essen.

> Zarte Kinder sollen nicht ständig zum Essen angehalten werden.

Beim Umstellen auf die vorwiegend vegetarische Ernährung oder unter dieser Kost treten bei manchen Kindern Trotzphasen auf. Sie verweigern das Spektrum der erlaubten Nahrungsmittel und ernähren sich nur noch von einem Produkt.

Dieses Verhalten tritt um so leichter auf, je weniger die Umgebung mit der Ernährung des Kindes einverstanden ist. Manche Kinder wollen mit diesem Verhalten etwas von ihren Eltern erzwingen. Ist kein schwerwiegender Grund für die Eßstörung vorhanden, so kann man sich nur konsequent verhalten. Essen gibt es nur zu den Mahlzeiten, nicht zwischendurch. Das ausschließlich gegessene Produkt wird in der Menge begrenzt. Zu einem Problem darf man auch diese Störung nicht werden lassen. Es gilt deshalb, die Kinder abzulenken.

> Verweigert ein Kind die erlaubte vegetarische Kost und ernährt sich nur noch von einem Produkt, so sollte man nach Ursachen für dieses Verhalten suchen und sie abstellen. Konsequentes Verhalten und Ablenken der Kinder sind angebracht.

Welche Folgen sind bei der Umstellung der Ernährung auf eine allergenfreie Diät zu erwarten?

Jede Altersphase hat für die Umstellung des Neurodermitikers auf eine allergenfreie Diät ihre besonderen Vor- und Nachteile.

Der Säugling hat die Vielfalt möglicher Geschmacksqualitäten noch nicht kennengelernt. In der Regel gelingt es daher problemlos, ihn auf Sojamilch umzustellen.

Auf der anderen Seite bedeutet die orale Befriedigung für den Säugling das Haupttriebbedürfnis, und bei Störungen in der Umstellung der Ernährung kann nicht auf Ersatzbefriedigungen zurückgegriffen werden.

Mit zunehmendem Alter hat das Kind schon viele Gewohnheiten in seiner Ernährungsweise angenommen, viele Vorlieben entwickelt. In der ersten Phase bei Verzicht auf die bisherigen Eßgewohnheiten muß man mit depressiven oder aggressiven Reaktion rechnen. Da aber jetzt die orale Befriedigung nicht mehr das Haupttriebbedürfnis darstellt, besitzt das Kind vielfältige Bedürfnisbereiche (Bewegung, Spiel), die ihm helfen, nach kurzer Zeit den Verlust zu verschmerzen und neue Gewohnheiten zu bilden.

In einer zweiten Phase bildet die neue Gewohnheit ein Stück der Identität, auf die die Kinder stolz sind. Das heißt nicht, daß es keine Versuchungssituationen mehr gibt, denen die Kinder erliegen. Da die Kinder sich in dieser Phase mit der Aufgabe, ihre Diät einzuhalten, identifiziert haben, sollte man von Schuldzuweisungen absehen und statt dessen den Kindern beim Wiederbeginn Mut machen.

Die Einbußen an Lustgewinn zu Beginn der Diät werden durch die spätere Sensibilität der Geschmacksnerven wettgemacht. Als genußvoll wird in der Regel die Wahrnehmung von feinen Geschmacksunterschieden erlebt. Nach einigen Monaten der Diät sind Erbsen nicht mehr gleich Erbsen, stilles Wasser ist nicht mehr gleich stilles Wasser. Auch auf die Geschmacksqualität süß braucht nicht verzichtet zu werden, denn Apfel, Banane, Getreide, Möhre schmecken süß.

Wenn das neurodermitische Kind einige Zeit lang ohne raffinierten Zucker vorwiegend vegetarisch ernährt worden ist, ändert sich sein Geschmack. Der raffinierte Zucker erscheint widerlich süß und nach Fleisch besteht kaum mehr Verlangen. Dies muß die Umgebung des Neurodermitikers wissen, damit er nicht ständig bedauert wird, wenn er Süßigkeiten und tierisches Eiweiß meidet.

Jede Lebensphase hat besondere Vorteile und Probleme bei Umstellung auf die allergenarme Diät. Nach einer ersten Frustration stellt sich im Lauf der Zeit eine erhöhte Sensibilität der Geschmacksnerven ein, die den Verzicht auf bestimmte Nahrungsmittel wieder wettmacht.

Sollen alle Familienmitglieder die Ernährungsweise des Neurodermitikers übernehmen?

Die Ernährung des Neurodermitikers basiert auf einer modifizierten biologischen Vollwerternährung. Die biologische Vollwerternährung wird in ihrer ernährungsphysiologisch günstigen Bedeutung für eine gesunde Ernährung von immer größeren Kreisen anerkannt. Immer mehr Leistungssportler, vor allem im Bereich von Sportarten mit hoher Dauerbelastung, steigen in ihrer Ernährungsweise auf die biologische Vollwerternährung um.

Es liegt also nahe, daß alle Familienmitglieder ihre Ernährungsweise umstellen. Sicher ist diese Unterstützung aus dem Bereich der Familie bei der Einführung der Diät für ein Kleinkind notwendig. Auf Dauer sollte aber kein Familienmitglied sich zu dieser Ernährung zwingen oder dazu gezwungen werden. Wenn die anderen Familienmitglieder sich nicht um ihrer eigenen Gesundheit willen zu dieser Ernährungsweise entschließen können, ist es besser, darauf zu verzichten, um nicht Ärger auf das neurodermitiskranke Kind zu übertragen.

Eine Ernährung auf der Basis einer biologischen Vollwerternährung kommt auch den nicht an Neurodermitis erkrankten Familienmitgliedern zugute. Da aber die positive Wirkung nicht so deutlich auf der Hand liegt, sollte niemand gezwungen werden, seine Ernährung umzustellen, um dem Verhältnis zum neurodermitiskranken Kind keine neue Spannungsquelle hinzuzufügen.

Einfluß der Diät auf die Reaktionslage des Organismus

Unter der allergenfreien Kost ändert sich die Reaktionslage:

— Nach dem Einleiten der allergenfreien Kost reagiert der Körper äußerst überempfindlich. Ein Diätfehler wird von einer sehr starken allergischen Reaktion beantwortet. Diese hyperallergische Phase dauert ca. drei Monate.

In den ersten drei Monaten darf deshalb kein Diätfehler passieren, weil dadurch ein sehr starker Ekzemschub ausgelöst werden kann. Häufig vertragen danach die Neurodermitiker für lange Zeit auch die Speisen nicht mehr, die sie zuvor ohne Schwierigkeiten essen konnten.

— Nach der hyperallergischen Phase folgt die allergische Phase, die ebenfalls etwa drei Monate andauert. Ein Diätfehler in dieser Zeitspanne ruft noch immer eine überempfindliche Reaktion hervor.

— An die allergische Phase schließt sich die latent allergische Phase an. Ein Diätfehler, der jetzt begangen wird, führt nur zu einer Beantwortung, wenn größere Allergenmengen aufgenommen werden.

— Ein Diätfehler nach der latent allergischen Phase wird nicht mehr mit einer Reaktion beantwortet. Die Toleranzphase ist erreicht. Um in die Toleranzphase zu gelangen, muß erfahrungsgemäß mindestens eine allergenfreie Kost für ein Jahr eingehalten werden.

Ein Nahrungsmittelallergiker benötigt erfahrungsgemäß eine allergenfreie Kost für ein Jahr, um in das Toleranzstadium, in dem er das Allergen wieder verträgt, zu gelangen. Dabei werden verschiedene Phasen durchlaufen: hyperallergische Phase, allergische Phase, latent allergische Phase, Toleranzphase.

Ist nach allergenfreier Ernährung eine Rückkehr zur Normalkost möglich?

Die allergenfreie Ernährung muß ein Jahr lang strengstens befolgt werden. Diätfehler werden mit einer Reaktion der Haut beantwortet. Noch schlimmer aber ist, daß der Patient seine Allergie gegen das betreffende Nahrungsmittel nicht verliert, wenn Diätfehler, seien sie auch noch so gering, gemacht werden. Wie kann man sich das erklären? Der Organismus lernt durch Wiederholung. Wird das Erlernte nicht ständig aufgefrischt, wird es vergessen. Ähnlich scheint das Immunsystem zu funktionieren. Eine Allergie, die wiederholt abläuft, bleibt erhalten. Wird dem Immunsystem das Allergen über einen langen Zeitraum, mindestens ein Jahr, nicht angeboten, so besteht eine große Chance, daß die allergische Reaktion nicht mehr stattfindet — die Allergie ist vergessen worden.

Nach einer Phase absolut strengster allergenfreier Diät wird häufig das Allergen wieder vertragen, ohne daß Symptome auftreten.

Liegt dagegen eine pseudoallergische Reaktion vor, so muß der Ekzematiker wahrscheinlich lebenslang mit einer Unverträglichkeitsreaktion gegen das Produkt rechnen.

Nahrungsmittel, auf die der Ekzematiker mit einer pseudoallergischen Reaktion reagiert, müssen wahrscheinlich lebenslang gemieden werden.

Spannungszustände als Auslöser der Neurodermitis

Schließt man ein Galvanometer an die Haut eines gesunden Menschen und stellt ihm eine unangenehme Frage, so schlägt der Zeiger aus. Das, was an Emotion, an Spannung in dem Menschen erzeugt worden ist, zeigt sich in Form von elektrischer Ladung an der Haut (Prinzip des Lügendetektors).

> Emotionen lösen im Menschen Spannung aus. Die Spannung läßt sich an der Haut in Form einer elektrischen Ladung messen.

Zieht sich ein Neurodermitiker schnell das Hemd über den Körper, setzt Juckreiz ein. Was ist geschehen? Es ist ein elektrisches Feld, Spannung, aufgebaut worden, die den Juckreiz verursacht. Der Juckreiz wird durch Kratzen beantwortet und somit die Neurodermitis verstärkt.

> Im Gegensatz zum Gesunden lösen Spannungen beim Neurodermitiker Juckreiz aus. Über Spannung — Juckreiz — Kratzen wird das Ekzem hervorgerufen und unterhalten.

Der Neurodermitiker ist sehr sensibel. Reize des täglichen Lebens erzeugen in ihm Spannung, die er im Gegensatz zum Gesunden mit seiner überempfindlichen Haut als Juckreiz wahrnimmt und dann durch Kratzen beantwortet. Wir haben alle in uns ähnliche Mechanismen — jemand der Angst hat, bekommt Bauchschmerzen oder Durchfall. Bei diesem Menschen sind Magen oder Darm überempfindlich. Oder man ärgert sich und spürt Herzschmerzen. Hier ist das sensible Organ das Herz. Beim Neurodermitiker liegt die Überempfindlichkeit in der Haut, z. T. auch in den Schleimhäuten, insbesondere der Bronchien und der Nase. Das erklärt, weshalb diese Menschen auch gleichzeitig mit Asthma bronchiale oder Schnupfen bzw. einer verstopften Nase reagieren.

> Der Neurodermitiker reagiert auf Reize des täglichen Lebens mit Spannungen, die von seiner überempfindlichen Haut als Juckreiz wahrgenommen werden. Häufig sind auch die Schleimhäute der Bronchien und Nase überempfindlich, so daß Spannungen auch Asthma bronchiale oder Schnupfen auslösen können.

Spannungszustände treten in sehr vielfältiger Form auf, sei es, daß der Neurodermitiker sie in sich selbst erzeugt, oder sei es, daß Spannungen von der Umgebung (Konflikte zwischen den Eltern, Geschwisterrivalität usw.) auf den Neurodermitiker übertragen werden.

> Der Neurodermitiker erzeugt in sich Spannung, oder Spannung wird durch seine Umgebung auf ihn übertragen.

Ähnlich wie bei der maskierten Nahrungsmittelallergie werden Spannungszustände häufig nicht als Neurodermitis auslösend erkannt, insbesondere dann nicht, wenn die Haut stärker ekzematisch verändert ist. Erst wenn sich die Haut bessert, wird bei genauerer Beobachtung sichtbar, daß Spannungen Neurodermitis hervorrufen.

> Spannungszustände werden häufig nicht als Neurodermitis auslösend erkannt.

Sind die Eltern Schuld an der Neurodermitis ihres Kindes?

An dieser Stelle muß klar gesagt werden, daß die Eltern nicht Schuld sind an der Neurodermitis ihres Kindes.

Die Fähigkeit, allergisch zu reagieren, ist jedem Menschen eigen. Zudem braucht ein Kind nicht an einer Neurodermitis zu erkranken, wenn es aus einer Familie stammt, in der atopische Erkrankungen gehäuft vorhanden sind.

Auch wenn bei der Suche nach verursachenden Faktoren psychische Belastungen mitbedacht werden, heißt dies nicht, daß die Schuldfrage geklärt werden soll. Die Summe der psychischen Belastungen in einer Familie ist genau so wenig ihre Schuld wie körperliche Belastungen aufgrund von Körperbau oder anderen konstitutionellen Eigenschaften. Wer glaubt, daß jeder seine Belastungen selbst gewählt hat und somit auch für die Folgen selbst verantwortlich ist, setzt einen überzogenen Freiheitsbegriff voraus. Der Mensch ist eingebunden in Lebensereignisse und geprägt durch Konstellationen, die er selbst nicht bestimmen konnte und die er nur als seine Lebensaufgabe annehmen kann. Alle Eltern besitzen nun einmal nicht die gleichen optimalen Voraussetzungen für ihre Erziehungsaufgabe. Diejenigen, die z. B. durch frühen Verlust der eigenen Eltern kein Vorbild für diese Aufgabe besaßen, tragen schwerer daran. Es gilt, diese Eltern zu unterstützen, ihnen Mut zu machen und sie nicht durch unberechtigte Schuldzuschreibungen noch zusätzlich zu belasten.

Allerdings können Eltern bei entsprechender Veranlagung ihres Kindes (Atopiker) ungewollt die Neurodermitis auslösen oder unterhalten. Wenn sie ihr Kind lieben und sich instinktiv, gefühlsmäßig verhalten, wird die Erkrankung des Kindes leider ständig verstärkt. Die Eltern geraten zwangsweise und ohne Schuld in diese Situation. Dies sei am Beispiel der mütterlichen Verhaltensweise gezeigt. Obschon die Mutter sich für ihr krankes Kind aufopfert, obschon sie das Beste für ihr Kind möchte, gibt sie doch ständig ihrem Kind Signale, die die Krankheit ungewollt verstärken:

— Durch die Überbelastung in der Pflege erschöpft sich die Mutter körperlich. Sie hat dann ihre Gefühle nicht mehr so unter Kontrolle. Aggressionen dem kranken Kind gegenüber brechen schon einmal durch, gefolgt von Schuldgefühlen. Die Folge ist, daß sich die Mutter erneut und verstärkt der Pflege zuwendet, um ihr Fehlverhalten gutzumachen.

   Durch das Verhalten der Mutter werden in dem Kind Spannungen erzeugt, die es mit Kratzen, Ekzemverstärkung beantwortet.

— Das kranke Kind empfängt auch nicht die normale, selbstverständliche Mutterliebe, weil die Mutter nicht mehr in der Lage ist, diese zu empfinden und zu geben. Das erweckt Spannungen und steht somit der Gesundung und Förderung der Entwicklung des Kindes entgegen.

— Persönlichkeitseigenschaften der Mutter, z. B. ängstliche Unsicherheit, depressive Verstimmtheit können sich in Form von Spannungen auf das Kind übertragen und eine Neurodermitis aktivieren. Sie können aber auch dazu führen, daß eine normale Entwicklung des Kindes zu einem selbstsicheren Menschen unterbleibt, so daß es auf Reize und Konflikte unreif mit einer Hautreaktion antwortet.

— Die Erkrankung bedeutet Leid für das Kind. Intensive Zuwendung der Mutter im Krankheitsfall ist die normale Folge. Verhängnisvoll kann diese Zuwendung dann werden, wenn das Kind sie als Belohnung empfindet, die ihm so wichtig wird, daß es nicht mehr darauf verzichten will. Es flüchtet in seine Krankheit, um diese Belohnung immer wieder zu erhalten. Das bedeutet, daß die Mutter durch falsche Zuwendung das Kind auf seine Krankheit programmiert. Krankheit — Leid — Zuwendung — Belohnung werden zu einem Teufelskreis.

Die Eltern tragen keine Schuld an der Neurodermitis ihres Kindes. Allerdings können sie ungewollt, falls ihr Kind Atopiker ist, eine Neurodermitis durch ihr Verhalten auslösen oder unterstützen. Eine erschöpfte Mutter, ängstliche, unsichere und depressiv verstimmte Eltern erzeugen in dem Kind Spannungen, die es durch Kratzen, Ekzemreaktion beantwortet. Die intensive Zuwendung der Eltern im Krankheitsfall bedeutet für das kranke Kind Belohnung und unterhält seine Erkrankung.

Schlafstörungen bei neurodermitischen Kindern kommen häufig vor. Gemeint sind anhaltende Unruhezustände mit Kratzen, nicht etwa das typische Aufwachen, weil das Kind eingenäßt hat, Durst bekommt oder träumt.

Die Bettwärme kann Juckreiz auslösen. Sie scheint aber nicht der entscheidende Faktor zu sein, denn viele Neurodermitiker vertragen Wärme, z. B. Sonnenbestrahlung im Sommer, sehr gut.

Säuglinge und Kleinkinder, die sich im Schlaf kratzen und aufwachen, werden zumeist nachts mehrmals gestillt oder erhalten das Fläschchen. Man sollte doch meinen, daß gerade diese Kinder ruhig und entspannt sein müßten. Das Gegenteil ist der Fall. Wenn die Kinder ständig zu trinken verlangen, wird der Schlaf der Mutter fortwährend unterbrochen. Das zehrt an den Kräften, so daß die Mutter auf Dauer zwangsläufig aggressiv oder ablehnend reagiert. Dadurch werden in dem Kind Spannungen aufgebaut, die die nächtlichen Schlafstörungen mit Kratzanfällen unterhalten.

Kindern, die nachts etwas zu trinken erhalten oder mit in das Bett der Eltern genommen werden, wird die Schlafstörung systematisch einprogrammiert. Das Verhalten, das für den jungen Säugling angemessen ist, wird über Monate, ja Jahre fortgesetzt. Schließlich kann man die Uhr danach stellen, wann das Kind anfängt, sich im Schlaf zu kratzen. Hinter dem nächtlichen Kratzen verbirgt sich zudem der Wunsch des Neurodermitikers, nachts versorgt zu sein. Sofort, nachdem das Fläschchen gereicht worden ist oder die Kinder im Bett der Eltern liegen, verschwindet der Juckreiz.

Ein weiterer Grund für Schlafstörungen der Kinder kann das schlechte Gewissen berufstätiger Eltern sein. Hier sind die Schlafstörungen als Folge ungeeigneter Wiedergutmachungsversuche gegenüber dem Kind anzusehen. Ist die Kontaktperson des Kindes berufstätig, so muß sie ihrem Kind gegenüber ausdrücken, daß das wichtig ist, daß das so sein muß. Ein schlechtes Gewissen des berufstätigen Elternteils löst nur Spannungen in dem Kind aus.

Wie kann man die nächtlichen Schlafstörungen mit Kratzreaktionen beseitigen? Säuglinge etwa vom fünften Lebensmonat an sollten nachts nicht mehr gestillt werden, das Fläschchen erhalten oder regelmäßig mit in das Bett der Eltern genommen werden. Damit entfällt die Programmierung der Schlafstörung.

Kratzt sich das Kind nachts, so dürfen die Eltern nicht nach dem Kind schauen, es ablenken, umhertragen, ihm das Fläschchen geben oder es mit in ihr Bett nehmen. Sonst lernt das Kind ungewollt — immer wenn ich mich nachts kratze, kommen die Eltern und bemühen sich um mich. Bei diesem konsequenten Verhalten der Eltern muß allerdings sichergestellt sein, daß das Kind allergenfrei ernährt wird und dadurch nächtliche allergische Reaktionen auszuschließen sind.

Dadurch, daß das Kind die Nacht nicht regelmäßig im Bett der Eltern, bei der Mutter verbringt, wird die Symbiose zwischen Mutter und Kind gelöst, ein Erfordernis für die Persönlichkeitsentwicklung des Kindes. Wenn die Mutter nachts nicht nach ihrem Kind schaut, so bedeutet dies keineswegs, daß sie ihr Kind nicht liebt. Sie vertröstet das Kind nur auf den Tag, um ihm dann ausgeruht und entspannt ihre Liebe zu zeigen.

Schlafstörungen mit nächtlichem Juckreiz haben ihre Ursachen in Überbewerten des Stillens oder Fütterns, der verlängerten Symbiose zwischen Mutter und Kind und dem schlechten Gewissen berufstätiger Eltern. Die Schlafstörungen verschwinden innerhalb kurzer Zeit, wenn sich die Eltern dem Kind gegenüber konsequent anders verhalten.

Das Kratzen

Ein neurodermitiskrankes Kind zerkratzt seine juckende Haut und verstärkt dadurch das Ekzem. Wie reagieren die Eltern richtig, wenn das Kind durch Kratzen seine Haut zerstört? Ihr Verhalten muß abhängig sein davon, ob

1. das Kratzen eine normale Reaktion ist auf einen unverschuldet auftretenden unerträglichen Juckreiz

   oder

2. das Kratzen als Fehlverhalten einzustufen ist.

zu 1., Beispiel: Der Neurodermitiker ißt ungewollt ein Nahrungsmittelallergen, das versteckt in seiner Kost enthalten ist. Dafür kann er nicht. Folge ist eine allergische Reaktion, die den Juckreiz bedingt. Der Neurodermitiker zerkratzt sich. In dieser Situation muß man dem Kind helfen, ihm gut zureden und die Wunden verbinden.

zu 2., Beispiel: Der Neurodermitiker spielt interessiert. Er kratzt nicht. Dann wird das Spiel langweilig. Jetzt fängt das Kind an zu kratzen. Wird es abgelenkt, hört das Kratzen auf. Das Kind muß lernen, daß dieses Kratzen Fehlverhalten ist. Zwar juckt die Haut, aber der Juckreiz ist nicht so stark, als daß er nicht ertragen werden könnte. Das beweist die Tatsache, daß das Kind das Kratzen einstellt, sobald es abgelenkt ist. Das Kind muß lernen, daß abheilende Wunden jucken und daß es diese Wunden nicht ständig wieder aufkratzen darf. Kratzt sich ein Kind in einer solchen oder vergleichbaren Situation, dürfen die Wunden nicht versorgt werden, denn sonst würde man das Fehlverhalten unterstützen. Der Wundschmerz ist hier der korrigierende Faktor, der dem Kind anzeigt, daß es sich nicht selbst zerstören darf.

> Kratzt ein Kind, weil ohne seine Schuld ein heftiger Juckreiz auftritt, muß man dem Kind helfen und seine Wunden verbinden. Ist das Kratzen dagegen als Fehlverhalten einzustufen, z. B. bei Langeweile, Müdigkeit, Trotz, Wut, so darf man dem Kind nicht helfen. Das Fehlverhalten würde sonst gefördert.

Im täglichen Leben ist es schwer zu unterscheiden, ob ein Kind sich begründet kratzt, z. B. wegen einer allergischen Reaktion oder ob es sich gerade fehlverhält. Wird ein Kind konsequent allergenfrei ernährt und kratzt es sich trotzdem, handelt es sich wahrscheinlich um Fehlverhalten, das durchaus kritisiert werden kann. Die Kritik sollte rein sachlich sein, emotionsfrei und keinen psychischen Druck erzeugen. Selbst Kleinkinder und Säuglinge merken an der Stimme, ohne daß sie den Inhalt der Worte verstehen, daß man mit ihrem Verhalten nicht einverstanden ist. Die Kontaktperson kann auch auf unbeherrschtes Kratzen des Kindes mit Liebesentzug reagieren, indem sie jedesmal den Raum verläßt.

> Ein Kind darf wegen seines unbeherrschten Kratzens nur kritisiert werden, wenn man sicher ist, daß dem Kratzen Fehlverhalten zugrunde liegt.

Insbesondere das Kleinkind kratzt sich häufig unbeherrscht, wenn es seinen Willen nicht bekommt. Zuerst schreit es. Wird der Wunsch nicht erfüllt, werden zusätzlich die Hände ausgestreckt. Führt auch das nicht zum Ziel, zerkratzt das Kind seine Haut. Vorzugsweise wird das Gesicht, besonders die Wangen bearbeitet. Um zu verhindern, daß das Kind seine Haut zerstört, geben die Eltern jetzt nach. Sie ärgern sich aber anschließend, weil das Kind sie genötigt hat und weil sie sich inkonsequent verhalten haben. Unbewußt verachten die Eltern sich und ihr Kind. Die Signale, Emotionen, Gefühle, die das Kind zu spüren bekommt, sind negativ. Das erzeugt Spannung in dem Kind und führt über Juckreiz, Kratzen zu einer verstärkten Ekzemreaktion.

Richtig verhalten sich die Eltern in einer solchen Situation nur, wenn sie ihrem Kind seinen Wunsch nicht erfüllen. Sie müssen zwar mitansehen, wie das Kind seine Haut zerstört. Da sie aber das Verhalten ihres Kindes durchschaut haben, können sie sich konsequent verhalten und Ruhe, Liebe und Urvertrauen auf ihr Kind übertragen. Ihre Selbstachtung bleibt erhalten. Je mehr das Kind kratzt, um so ruhiger müssen die Eltern werden. Die Signale, Emotionen, Gefühle, die das Kind jetzt empfängt, sind positiv besetzt. Das mindert die Spannung in dem Kind. Das Kind lernt, daß sich Zerkratzen nicht lohnt. Es kommt der Tag, an dem das Kind sich nicht mehr kratzt, weil es seinen Willen nicht bekommen hat.

Eltern dürfen dem Willen ihres Kindes nicht nachgeben, um dadurch zu verhindern, daß es sich zerkratzt. Sie fördern sonst durch ihr inkonsequentes Verhalten die Ekzementstehung.

Auf der einen Seite führt das Kratzen des Neurodermitikers zu falscher Nachgiebigkeit und Inkonsequenz, auf der anderen Seite löst es bei der Umgebung Zorn und Aggressionen aus. Mit allen Mitteln wird deshalb versucht, den Neurodermitiker daran zu hindern, sich zu zerkratzen. Zorn, Aggression oder das Festhalten der Arme erhöhen die Spannung in dem Neurodermitiker und Folge ist, daß sich das Kratzen verstärkt.

Es gibt nur eine richtige Art, auf das Kratzen zu reagieren: Man muß den Neurodermitiker kratzen lassen!

Zerstörungen der Haut lassen sich mindern, wenn die Fingernägel kurz geschnitten werden, die Kinder zeitweilig Baumwollhandschuhe tragen bzw. indem kurzfristig Hautpartien vor weiterer Zerstörung durch einen Verband geschützt werden.

Kratzt sich der Neurodermitiker, so muß man ihn kratzen lassen! Zorn, Aggression der Umwelt wegen des Kratzens oder das Festhalten der Arme verstärken nur den Juckreiz. Das Zerstören der Haut läßt sich mindern, wenn die Fingernägel kurz geschnitten sind, zeitweilig Baumwollhandschuhe getragen werden oder ein Schutzverband angelegt wird.

Das neurodermitische Kind spürt, daß sich die Eltern sorgen, wenn es sich kratzt. Zudem ärgert es sich über sich selbst, daß es dem Juckreiz nachgegeben hat. Es ist betrübt und beschämt über die Selbstzerstörung, wenn es sich, nachdem der Juckreiz vorüber ist, betrachtet.

Sorgen der Eltern, Ärger und Beschämung über sein unkontrolliertes Verhalten zerstören das Selbstwertgefühl des Neurodermitikers. Die Entwicklung zu einer starken, selbstsicheren Persönlichkeit wird dadurch verhindert. Belastungen werden nicht ertragen und können weiterhin nicht anders als über das Organ Haut verarbeitet werden. Wenn in dieser Situation die Umwelt dem Neurodermitiker wegen seines Verhaltens noch zudem Vorwürfe macht, wird der ganze Prozeß verstärkt. Dem Neurodermitiker ist nur zu helfen, wenn man ihn kratzen läßt. Ein sachlicher emotionsfreier Hinweis auf das Fehlverhalten ist erlaubt, aber Vorwürfe dürfen nicht erhoben werden, ja man darf den Kranken nicht einmal in Gedanken verurteilen (weil das der Neurodermitiker spürt). Statt dessen ist es Aufgabe der Kontaktpersonen, ein Gefühl des Urvertrauens, des Verstehens auf den Neurodermitiker zu übertragen. Der Glaube, den man so in ein Kind setzt, das — „Du wirst es schon schaffen" —, stärkt das Selbstwertgefühl des Kindes und verleiht ihm die Kraft, die es braucht.

Sorgen der Eltern, Ärger und Selbstvorwürfe wegen seines unbeherrschten Verhaltens sowie Kritik der Umwelt wegen des Kratzens verhindern, daß sich der Neurodermitiker zu einer selbstsicheren Persönlichkeit entwickelt. Somit braucht der Neurodermitiker seine Haut, um über dieses Organ seine Spannungen zu verarbeiten. Dem Neurodermitiker ist nur zu helfen, wenn sein Selbstwertgefühl gestärkt wird. Eine starke, selbstsichere Persönlichkeit benötigt kein Organ, um mit Belastungen fertig zu werden.

Psychische Spannungen und Allergie

Experimente an der Nasenschleimhaut beweisen, daß ein Zusammenhang zwischen psychischen Spannungen und Allergie besteht.

Lebenssituationen, die mit Angst, Schuldgefühlen, ärgerlicher Gereiztheit verbunden sind und denen der Mensch nicht aggressiv begegnen oder die er nicht vermeiden kann, können zu einem Anschwellen und einer Mehrdurchblutung der Nasenschleimhaut mit Produktion eines wäßrigen Sekrets führen.

Diese Reaktionsweise bevorzugt der Atopiker. Da die Schleimhaut aufgefaltet, ohne Oberflächenschutz ist, können Allergene ungehindert eindringen und sensibilisieren bzw. bei bereits Sensibilisierten Krankheitssymptome auslösen.

Ein selbstsicherer Mensch reagiert anders als der Atopiker. In Streßsituationen, die negativ besetzt sind, schwillt seine Nasenschleimhaut erst gar nicht an, da er sich aggressiv wehrt oder flüchtet. Für dieses Verhalten sind freie Nasen- und Atemwege notwendig. Die Schleimhautoberfläche ist geschlossen. Allergenen ist es verwehrt einzudringen. Eine Sensibilisierung ist nicht möglich.

Auch ein entspannter Mensch weist eine normale Schleimhautfunktion auf. Dadurch besitzt er einen relativ guten Schutz gegen Allergene, die die Schleimhaut nicht so leicht durchdringen können. Dieses Schleimhautverhalten erklärt, weshalb Allergiker in entspanntem Zustand, z. B. im Urlaub, relativ hohe Allergendosen vertragen, ohne zu erkranken.

> Spannungszustände, die unangenehm sind und die nicht vermieden oder denen nicht aggressiv begegnet werden kann, führen vorzugsweise bei Atopikern zu einem Anschwellen der Schleimhaut. Allergene können jetzt leichter die Schleimhaut durchdringen und sensibilisieren. Durch dieses paradoxe Schleimhautverhalten wird auch die Reaktionsschwelle auf Allergene gesenkt. Dies bedeutet, daß der Atopiker in Streßsituationen, die negativ besetzt sind, leichter allergisch reagiert als in Situationen, in denen Entspannung herrscht.

Anzumerken ist, daß es nicht nur psychische Spannungen sind, die der Allergisierung Vorschub leisten. Auch eine ständig durch unspezifische Reize irritierte oder durch Infektionen geschädigte Schleimhaut verfügt über keinen ausreichenden Oberflächenschutz, so daß Allergene leichter sensibilisieren können.

Wie lassen sich Spannungen senken, oder wie kann man sie besser ertragen?

Spannungen lassen sich verringern:

— durch Entspannungsübungen, z. B. das autogene Training. Mit Hilfe des autogenen Trainings gelangt der Neurodermitiker zu tiefer, innerer Ruhe und Ausgeglichenheit. Ist ein Säugling oder Kleinkind erkrankt, erlernt die Mutter das autogene Training und überträgt dann die Ruhe und Gelassenheit auf das neurodermitische Kind.

— durch Änderung des Verhaltens. Der Neurodermitiker muß lernen, Spannungen angemessen zu begegnen.

— indem emotionale Gefühle vernünftig ausgedrückt werden. Der Neurodermitiker muß Probleme, die Spannungen hervorrufen, erkennen und sie entsprechend artikulieren.

Spannungen werden besser vertragen, wenn auf die Entwicklung der Persönlichkeit Einfluß genommen wird:

— durch Stärkung des Selbstbewußtseins. Das Selbstwertgefühl des Neurodermitikers muß entwickelt und gefördert werden. Ein selbstsicherer Mensch braucht nicht die Haut, um über dieses Organ Spannungen abzuleiten.

— durch Förderung von Entwicklungsschritten. Sind sie dem Alter entsprechend noch nicht vollzogen, müssen sie nachgeholt werden. Besonders wichtig ist, daß die Symbiose, d. h. die enge Bindung zwischen Mutter und Kind, die weitere Entwicklungsschritte verhindert, gelöst wird.

Spannungen lassen sich senken durch ein autogenes Training und indem emotionale Reize vernünftig ausgedrückt werden. Der Neurodermitiker muß lernen, den Spannungen angemessen zu begegnen. Spannungen werden besser vertragen, wenn die Entwicklung der Persönlichkeit gefördert wird. Selbstbewußtsein und Selbstwertgefühl sind zu stärken. Die enge Bindung zwischen Mutter und Kind, die weiteren Entwicklungsschritten des Kindes entgegensteht, ist zu lösen.

Wie werden diese Ziele — Entwicklung eines gesunden Ich-Bewußtseins und situationsadäquates Verhalten — erreicht?

— Wichtigste Voraussetzung ist, daß sich der Neurodermitiker angenommen und geliebt fühlt. Die Signale und Emotionen, die er vor allem aus dem Familienkreis erhält, müssen positiv sein.

— Der Betroffene und seine Familie müssen sich um eine bejahende, optimistische Lebenseinstellung bemühen. Eine tragfähige Gemeinschaft, die gemeinsam Probleme löst, in der man sich gegenseitig ernst nimmt und zuhört, gehören dazu.

— Situationen, die den Neurodermitiker einengen, müssen erkannt und beseitigt werden. Erziehung zur Selbständigkeit ist eine wichtige Forderung. Stillen über den sechsten Lebensmonat hinaus, sowie „Fläschchen geben" nachts nach dem ersten Lebenshalbjahr halten das Kind in unnötig langer und starker Abhängigkeit von der Mutter. Auch das „Schnullern", selbst wenn es nur beim Einschlafen helfen soll, dient nicht der Entwicklung der Selbständigkeit, weil es Ausdruck einer frühen, unreifen Entwicklungsphase ist.

— Aus dem Gesagten ergibt sich von selbst, wie katastrophal es für den Neurodermitiker sein muß, wenn ihm ständig Leistungen abverlangt werden, die ihn überfordern und die er nicht zu erbringen vermag. Normale, der Leistungsfähigkeit angepaßte Forderungen sind notwendig und werden sich nicht nachteilig auswirken, wenn sie von Erfolg gekrönt sind.

— Verhält sich der Neurodermitiker falsch, so wird er auf sein Fehlverhalten emotionsfrei hingewiesen und korrigiert. Diese Kritik wird er als berechtigt erkennen und ohne Schaden hinnehmen. Vorwürfe — insbesondere, wenn er sich zerkratzt — dürfen nicht gemacht werden.

Die Signale, Emotionen, die der Neurodermitiker empfängt, sollen positiv besetzt sein und die Ausbildung seiner Persönlichkeit fördern. Wichtig ist, daß der Betroffene und seine Familie eine positive Lebenseinstellung erlangen. Der Leistungsfähigkeit angepaßte Forderungen sind von dem Neurodermitiker zu verlangen. Bei Fehlverhalten ist sachliche, emotionsfreie Kritik angebracht.

Ablauf der Behandlung

1. Die Behandlung beginnt mit einer eintägigen Vorstellung des Kindes in der Klinik. Sie dient der Erhebung einer gründlichen Anamnese und eines körperlichen Befundes. Darüber hinaus hat sie den Zweck, Eltern und Betroffene mit den Behandlungsprinzipien und dem gedanklichen Konzept, auf dem sie beruhen, vertraut zu machen. Nur wenn die Betroffen sich mit der Denkweise identifizieren können und glauben, daß die Behandlung die Ursachen ihrer Neurodermitis beseitigt und wenn sie wirklich bereit sind, die Therapieanweisungen zu befolgen, kann die praktische Arbeit beginnen. Der Behandlungserfolg liegt am Patienten selbst und seiner Umwelt, insbesondere Familie. Arzt, Psychologe, Schwestern, Ernährungsberater und Pädagogen helfen dem Neurodermitiker, menschlich und mit Fachwissen. Nach diesem Untersuchungstag geht das Kind mit Diätanweisungen und Verhaltensmaßregeln nach Hause.

2. Im häuslichen Bereich wird eine Diät konsequent durchgeführt. Dabei ist auch auf gute psychische Führung zu achten.

3. Ein Kontrolltermin in ca. 2 Monaten ergibt erste Informationen:
   — ist der Zustand der Haut deutlich gebessert, kann ambulant weiter verfahren werden
   — ist keine wesentliche Änderung oder eher Verschlechterung des Hautbefundes eingetreten, muß die Therapie stationär fortgesetzt werden.

   Neurodermitiker, die hochsensibel sind und bei denen Spannungszustände bei der Auslösung der Ekzemreaktion eine Rolle spielen, werden grundsätzlich stationär betreut.
   Die stationäre Behandlung erfolgt in zwei Etappen.

4. Bei der ersten stationären Behandlung werden Mutter (bzw. die Kontaktperson) und das Kind für eine Woche aufgenommen. Die Mutter schläft mit ihrem Säugling oder Kleinkind in einem Zimmer.

   Bei älteren Kindern wohnen die Mütter von diesen getrennt in einem anderen Gebäude. Die Eltern erlernen, welche Nahrungsmittel sie ihrem Kind geben dürfen. Sie erhalten Unterricht über Ernährung und Ekzem. Sie nehmen an einer Sprechstunde in der Gruppe teil, die von einem Psychologen geleitet wird. Bei Bedarf sind auch Einzelgespräche mit dem Psychologen möglich. Außerdem erlernen die Eltern ein autogenes Training, was sie künftighin zu Hause weiter fortführen. Die Kinder essen vorwiegend vegetarisch. Jugendliche nehmen am Unterricht und autogenen Training teil. Je nach Zustand der Haut wird ein Teil der Patienten medikamentös, vorwiegend mit homöopathischen Medikamenten, behandelt. Die lokale Hautpflege ist ebenfalls vom Hautbefund abhängig, sie ist aber grundsätzlich von untergeordneter Bedeutung. Cortisonhaltige Salben werden dabei nicht verwendet.

5. Die Eltern setzen die so erlernten Behandlungsmaßnahmen über fünf Wochen im häuslichen Bereich fort.
   Zwei Wochen vor einer evtl. erforderlichen, erneuten stationären Aufnahme nehmen die Eltern Rücksprache mit der Klinik:
   — Ist die Haut gesundet, erübrigt sich die stationäre Behandlung. Die Eltern stellen ihr Kind noch einmal vor, um die weiteren Maßnahmen zu besprechen. Die bisherige Diät wird konsequent für ein Jahr fortgesetzt. Medikamenteneinnahme sowie lokale Hautpflegemaßnahmen werden langsam abgebaut und beendet.
   — Die Haut ist noch neurodermitisch verändert. Diese Patienten werden durch eine stark eingeschränkte Diät auf die Austestung der Nahrungsmittel, die stationär geschieht, vorbereitet. Sie essen zu Hause über zehn Tage Weizenschleim und danach für drei Tage Äpfel. Wichtig ist, daß die Kinder große Mengen zu sich nehmen, damit sie nicht an Gewicht verlieren. Danach kommen die Kinder mit ihren Müttern für einen Zeitraum von vier Wochen in die Klinik.

Es ist möglich, daß die Kontaktpersonen wechseln. Über das Wochenende kann Urlaub gewährt werden. Die Therapie besteht in Fortführung der Hautpflege und einer etwaigen medikamentösen Behandlung. Die Haut wird täglich für 30 Minuten in einem elektrischen Feld bestrahlt. Die einzelnen Nahrungsmittel werden im Abstand von ein bis drei Tagen auf ihre krankmachende Wirkung hin ausgetestet. Fortgesetzt werden das autogene Training, der Unterricht über Ernährung und Ekzem sowie von einem Psychologen geleitete Gespräche.

6. Nach der Entlassung aus der Klinik wird die medikamentöse Therapie noch für ca. drei Wochen beibehalten. Die speziell für das Kind nach Austestung zusammengestellte Diät muß für ein Jahr strengstens befolgt werden. Ergeben sich Probleme, kann in Einverständnis mit dem Hausarzt Rücksprache mit der Klinik genommen werden.

7. Eine Kontrolluntersuchung erfolgt in drei Monaten, spätestens ein Jahr nach der stationären Behandlung.

Ablauf der Ekzembehandlung:

1. Eintägige Untersuchung, Bekanntmachung mit den Behandlungsprinzipien und der ihnen zugrunde liegenden Denkweise.

2. Im häuslichen Bereich vorwiegend vegetarische Diät und Führung des Kindes entsprechend den Verhaltensmaßregeln.

3. Kontrolltermin in zwei Monaten:

   — Haut deutlich gebessert, ambulante Weiterbehandlung
   — Haut noch verändert, stationäre Behandlung

4. Einwöchige stationäre Aufnahme von Mutter und Kind, Unterricht über Ekzem, Ernährung, psychologische Hintergründe, autogenes Training, vorwiegend vegetarische Ernährung des Neurodermitikers, Hautpflege, medikamentöse Therapie.

5. Fünfwöchige häusliche Behandlung:

   — Haut gesundet, keine stationäre Weiterbehandlung, Diät für ein Jahr streng fortführen, evtl. autogenes Training.

   — Haut noch verändert, vierwöchige stationäre Aufnahme von Mutter und Kind zur Weiterbehandlung

6. Nach der Entlassung aus der Klinik Fortsetzung der Diät für ein Jahr, evtl. autogenes Training.

7. Kontrolluntersuchung drei Monate, spätestens ein Jahr nach der Entlassung aus der Klinik.

Aufgaben einer speziellen Neurodermitis-Station

1. Auf einer Neurodermitis-Station werden die Familien aus ihrer Isolierung, in die sie oft durch ihr hautkrankes Kind geraten, herausgeholt und mit anderen betroffenen Familien zusammengebracht. Sie erfahren, daß sie zu einer Gemeinschaft gehören und nicht mehr Außenseiter sind. Eigeninitiativen in der Freizeitgestaltung werden angeregt und gefördert. Durch Spiel- und Bastelangebote wird ein Übungsfeld für die Erprobung von Nähe und Distanz zu Mitpatienten gegeben.

   Als Gruppe erhalten die Eltern Gelegenheit, ihre Fragen, Vorschläge und Kritik mehrmals wöchentlich an die Therapeuten zu richten. Die Schwestern und der Stationsarzt verrichten ihre Arbeit in voller Offenheit und Transparenz. Es werden möglichst wenig Abgrenzungen vorgenommen und ständige Gesprächsbereitschaft signalisiert.

   Die Mitarbeiter zeigen Fürsorge und Mitmenschlichkeit (Methode des Modellernens). Sie fördern alle positiven Ansätze in der Familie (Methode der positiven Verstärkung) und verbreiten eine im Hinblick auf das Therapieziel optimistische Stimmung, die bei Übernahme durch die Eltern ein Gegengewicht zu den starken Ängsten und depressiven Stimmungen der Familien bilden soll (Methode der Gegenkonditionierung). Eine zu starke Anklammerung der Familienmitglieder untereinander wird in kleinen Schritten vorsichtig gelöst (systematische Desensibilisierung).

2. Angebot von übenden therapeutischen Verfahren (autogenes Training):
   Zur Unterstützung bei der Bewältigung von angst- und streßauslösenden Situationen erlernen die Eltern während des Aufenthaltes ein autogenes Training.

3. Angebot von Einzelgesprächen durch eine psychologisch-therapeutische Fachkraft:
   Durch tiefenpsychologisch orientierte Gespräche soll der Geschichte von ins Unbewußte verdrängten oder anderweitig abgewehrten Wünschen nachgegangen werden.

4. Manche Eltern vermuten, daß das Ekzem ihres Kindes mit einer gestörten seelischen, psychischen Entwicklung zu tun habe. Sie erwarten folglich vom Arzt und Psychologen zu hören, was sie im Umgang mit ihrem Kind falsch machen, in der Hoffnung, bei Korrektur ihres falschen Verhaltens müsse sich das Ekzem bessern. Eine derartige Sichtweise ist nicht richtig. Es geht nicht darum, etwas Falsches, Negatives zu korrigieren. Der therapeutische Ansatz auf der Station ist anders. Er zielt darauf hin, das Positive im Menschen zu fördern und zu verstärken. Es geht also darum, daß aus den kranken, depressiven, selbstunsicheren Kindern selbstsichere, harmonische, in sich glückliche Menschen werden. Gelingt das, lösen sich die Probleme von allein.

   An dieser Stelle muß klar gesagt werden, daß von seiten der Station aus dem Vorhandensein einer Neurodermitis primär nicht auf Verhaltensstörungen des Kindes, eine gestörte Mutter-Kind-Beziehung oder ein dysfunktionales Familiensystem geschlossen wird.

5. Bei manchen Kindern ist eine strenge Diät im häuslichen Bereich nur sehr schwer durchzuführen. Hier kann der Aufenthalt auf der Station helfen, auf der die Kinder in der Gemeinschaft erlernen, vorwiegend vegetarisch zu essen.

6. Nahrungsmitteltests sind kompliziert. Sie werden unter fachlicher Anleitung ausgeführt.

Auf der Neurodermitis-Station werden die Familien aus ihrer Isolierung herausgeholt und in eine Gemeinschaft aufgenommen. Die Symbiose zwischen Mutter und Kind wird langsam aufgelöst. Zur Bewältigung von Spannungssituationen wird ein autogenes Training erlernt. Bei Bedarf ist fachpsychologische Betreuung möglich. Eine positive Lebenseinstellung wird vermittelt. Die Kinder lernen, ihre Diät streng einzuhalten. Nahrungsmitteltests werden unter fachlicher Anleitung ausgeführt.

Zum autogenen Training

Das autogene Training (konzentrative Selbstentspannung) ist aus der Hypnose (Heilschlaf) entwickelt worden. Während bei der Hypnose der schlafähnliche Zustand vom Therapeuten auf den Patienten passiv übertragen wird, versucht dieser im autogenen Training selbst aktiv mit Hilfe vorgeschriebener Übungen diesen Zustand zu erreichen. Man unterscheidet verschiedene Tiefen der Hypnose. In der tiefen Hypnose gleitet der Patient in einen Schlafzustand, in dem bewußtes Denken ausgeschaltet ist. In oberflächlicher und mitteltiefer Hypnose dagegen sind Phantasie, Gedanken und Gefühle besonders lebhaft und wach. Dabei wird die Außenwelt wenig beachtet. Dieser letztgenannte Zustand wird im autogenen Training angestrebt. Zudem empfindet der Mensch ein behagliches Gefühl. Er gerät in einen wohltuenden, erholenden und beruhigenden Zustand innerer Sammlung. Der so ruhende Mensch verspürt eine deutliche Veränderung seines Körpers, er empfindet Schwere und Wärme. Das Schweregefühl entsteht, wenn die angespannten Muskeln loslassen, und Wärme wird empfunden, wenn die Blutgefäße sich öffnen und mehr Blut hindurchfließt. Mit Hilfe des autogenen Trainings lassen sich folgende Wirkungen erzielen:

1. Entspannung als Erholung. Spannung ist Kräfteverbrauch, während Entspannung Kräfteersparnis, d. h. Erholung bedeutet. Die Entspannung hat eine erfrischende und leistungssteigernde Wirkung zur Folge.

2. Entspannung als Ruhigstellung. Das autogene Training bewirkt eine ruhigere, gelassenere Lebenseinstellung. Falsche, verkrampfte Gefühle, wie ständiges Ärgern, lösen sich auf, während echte, gute Gefühle sich vertiefen.

3. Entspannung als Intensitäts- und Leistungssteigerung. Gesammelt und konzentriert werden Empfindungen intensiver verspürt und insbesondere geistige Leistungen gesteigert.

4. Entspannung zur Selbstbeherrschung und Selbstbestimmung. Durch das autogene Training wird der Mensch von innen her ruhig. Die Einstellung zum Leben und zu sich selbst kann durch Suggestion, gute Vorsätze, die formelhaft im autogenen Training wiederholt werden, beeinflußt werden.

Da für das Erlernen des autogenen Trainings eine Übungsdauer von zwei bis drei Monaten anzusetzen ist, geht die Klinik andere Wege. Es wird nicht das klassische autogene Training gelehrt. Der Therapeut vermittelt Schwere, Entspannung und evtl. Wärme. Zusätzlich werden Ruhe, Sicherheit, Urvertrauen suggeriert. Übungen zur Herzregulierung, Atemeinstellung und Einstellung des Kopfgebietes, wie sie im autogenen Training enthalten sind, werden nicht angesprochen. Bereits nach zweimaligem Üben ist der Lernende in der Lage, mit Hilfe einer Bandkassette das Entspannungstraining durchzuführen. Hat er genügend geübt und die Übungen verinnerlicht, so ist die Bandkassette als Hilfsmittel nicht mehr notwendig.

Ein dauerhafter Nutzen und Erfolg durch die Entspannungsübungen ist nur zu erzielen, wenn das Verfahren täglich, über lange Zeit (mindestens ein Jahr) praktiziert wird.

Das autogene Training, d. h. die konzentrative Selbstentspannung, ist aus der Hypnose (Heilschlaf) entwickelt worden. Im autogenen Training empfindet der Übende ein behagliches Gefühl, Schwere und Wärme des Körpers, während der Geist hellwach ist und Phantasie und Gedanken besonders lebhaft empfunden werden. Da zum Erlernen des autogenen Trainings zwei bis drei Monate notwendig sind, geht die Klinik einen anderen Weg. Der Therapeut vermittelt Schwere, Entspannung und evtl. Wärme, dazu Ruhe, Sicherheit und Urvertrauen. Mit Hilfe einer Bandkassette können die Übungen verinnerlicht werden, so daß das Hilfsmittel bald nicht mehr notwendig ist. Die Selbstentspannung vermittelt dem Übenden, wenn er sich täglich über eine lange Zeit bemüht, eine tiefe innere Ruhe, Ausgeglichenheit und positive Lebenseinstellung.

Medikamentöse Behandlung

In dem hier vorliegenden Konzept werden Medikamente nicht zur Dauerbehandlung benutzt. Sie werden kurzfristig als Hilfsmittel eingesetzt, um den Zustand der Haut zu bessern.

Die medikamentöse Behandlung erfolgt in dem hier vorgestellten Behandlungskonzept hauptsächlich durch homöopathische Medikamente. Es werden Mittel nach dem Simile-(Gleichheits-) Gesetz angewendet, d. h. Mittel, die imstande sind, bei einem gesunden Menschen Symptome hervorzurufen, die denen gleichen, die der Neurodermitiker aufweist. Stimmt das Mittel, so verschwindet das Ekzem. Anschließend werden die Mittel abgesetzt. Der Zustand der Haut wird jetzt nur noch durch Meiden irritativer Reize, die Ernährung und gute psychologische Führung beeinflußt. Über den Einsatz der Medikamente entscheidet der behandelnde Arzt. Die homöopathischen Mittel, das muß beachtet werden, haben nicht nur erwünschte Wirkungen, sondern auch Nebenwirkungen. Zumeist tritt, wenn das Mittel richtig gewählt ist, eine sogenannte Erstverschlimmerung auf. Dies ist als positives Zeichen zu werten.

Gegen den Juckreiz, wenn dieser sehr stark ist oder bei Beschwerden in der Pollenflugsaison, kann zeitweilig ein Antihistamin verordnet werden.

Es gilt der Grundsatz, daß Medikamente aller Art sparsamst eingesetzt werden. Zuckerhaltige Medikamente sollten gemieden werden. Bei einer schweren Erkrankung, z. B. einer generalisierten Eiterung mit Fieber sind selbstverständlich notwendige Medikamente, z. B. Antibiotika, anzuwenden.

Eine medikamentöse Behandlung, meist in Form homöopathischer Medikamente, wird nur kurzfristig angewendet. Grundsätzlich sollen Medikamente sparsam eingesetzt und zuckerhaltige Medikamente gemieden werden. Schwere Erkrankungen hingegen müssen mit allen zur Verfügung stehenden Mitteln bekämpft werden.

Lokale Behandlung des Ekzems

Bei nicht sehr ausgeprägtem Ekzem ist die lokale Behandlung eine bewährte Behandlungsmethode, wenn der Neurodermitiker damit sein Ekzem unter Kontrolle halten kann. Die aufwendige Umstellung der Ernährung und der Versuch, die Lebenseinstellung zu ändern, sind bei diesen Patienten nicht gerechtfertigt.

Die Lokalbehandlung des Ekzems wird von untergeordneter Bedeutung, wenn der therapeutische Angriff durch allergenfreie Kost, Spannungssenkung und Meidung von Reizen erfolgt. Bei dieser Therapieform ist es das Ziel, keine lokale Behandlung der Haut mehr durchzuführen. Gewiß wird bei akuter Verschlechterung der Haut der Vorteil der Lokalbehandlung genutzt und diese zeitlich begrenzt eingesetzt. Dabei haben sich so einfache Maßnahmen wie Teeumschläge, dreimal täglich für zwanzig Minuten, bei vielen Neurodermitikern als wirkungsvoll erwiesen. Das Ziel der Neurodermitisbehandlung bleibt jedoch, ohne lokale Hautpflege auszukommen.

Bei einer normalen Grundbeschaffenheit der Haut ist in hohem Maße damit zu rechnen, daß sich auch die trockene Haut in erkrankten Hautpartien nach Absetzen fettender Maßnahmen erholt und völlig normal wird. Der Neurodermitiker muß nur Geduld und Mut haben, denn über ein Stadium mit stark schuppender Haut, das für den Betroffenen unangenehm sein kann, erlangt die Haut erst allmählich die Fähigkeit zu normaler Funktion.

Für viele Ekzematiker ist es wichtig, daß sie nicht dauernd eingecremt und gesalbt werden, sich fettig anfühlen oder nach Hautpflegemittel riechen. Die Hautpflege kann für sie zu einer außerordentlichen Belästigung werden, insbesondere wenn sie von den Eltern ständig erzwungen wird und dann zwangsläufig hastig und wenig liebevoll geschieht. Die Kinder sehen auch überhaupt nicht ein, daß Hautpflege notwendig ist, wenn sich die Haut in relativ gutem Zustand befindet. Bei diesen Kindern wird der Vorteil der lokalen Hautbehandlung durch den Nachteil, den Aufbau von Spannungen, zunichte gemacht.

Zudem wird das Kind durch das Einreiben, selbst wenn es ihm gut geht, auf seine Erkrankung programmiert: — „weil Du Ekzem hast, mußt Du eingerieben werden" —.

Hat ein Neurodermitiker dagegen am gesamten Körper eine sehr trockene Haut, sind lokale Anwendungen wahrscheinlich lebenslang (je nach Ausprägung) notwendig.

Lokale Behandlung der Haut hat sich bewährt, wenn das Ekzem nicht sehr ausgeprägt ist. Bei einer Behandlung des Ekzems durch allergenfreie Kost, Spannungssenkung und Meidung von Reizen ist die lokale Behandlung des Ekzems von untergeordneter Bedeutung.

Zu warnen ist vor zu häufigem Baden und Waschen. Das Baden empfindet der Neurodermitiker als sehr wohltuend, entspannend. Die Haut wird jedoch durch das Wasser stark ausgetrocknet und häufig auch gereizt.

Ein Neurodermitiker sollte nur selten baden. Häufiges Waschen trocknet die Haut aus und reizt sie.

Hat die Neurodermitis einen Sinn für den Erkrankten?

Krankheit ist eine Störung des körperlichen, geistig-seelischen oder auch sozialen Wohlbefindens, die es gilt zu beseitigen. Das Symptom, das Zeichen einer Erkrankung kann jedoch sehr wohl sinnvoll und nützlich sein.

Betrachtet man die Neurodermitis nicht als Krankheit an sich, sondern als Ausdrucksform einer tieferliegenden Störung, so bekommt sie eine andere Bedeutung. Das Symptom Neurodermitis bewahrt den Menschen davor, noch kränker zu werden. Bei dieser Betrachtungsweise hat die Neurodermitis die Funktion eines Ventils, dessen der Körper sich bedient:

— Der Neurodermitiker verträgt vor allem Lebensmittel nicht. Dadurch, daß die Haut allergisch reagiert, wird das Allergen in der Haut gebunden. Andere Organe, wie z. B. die Bronchien (Asthma bronchiale) oder die Nasenschleimhaut (allergischer Schnupfen) bleiben so von der Allergie verschont.

— Der Neurodermitiker hat nicht gelernt, Spannungen richtig zu verarbeiten. Die Spannung entlädt sich über seine Haut in Form der Neurodermitis. Dadurch wird verhindert, daß Spannungen zu schwerwiegenden seelischen Störungen führen.

Die Neurodermitis hat für den Erkrankten einen Sinn. Sie schützt ihn davor, noch kränker zu werden.

Reize irritativer Art, Nahrungsmittel (besonders Allergene), Spannungen lösen die Neurodermitis aus:

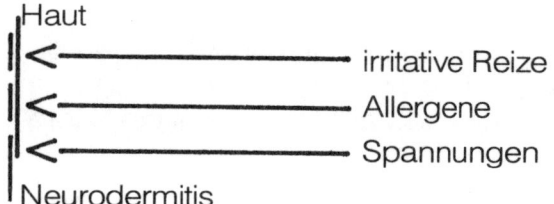

Haut

<———————————— irritative Reize

<———————————— Allergene

<———————————— Spannungen

Neurodermitis

Irritative Reize, Allergene, psychische Spannungen sind dennoch nicht die Ursache der Neurodermitis. Die eigentliche Ursache liegt in der Person des Neurodermitikers, des Atopikers begründet. Der Atopiker, der sehr sensibel ist, der sich falsch ernährt, wird krank durch irritative Reize, Allergene, Spannungen. Die obige Zeichnung muß daher ergänzt werden:

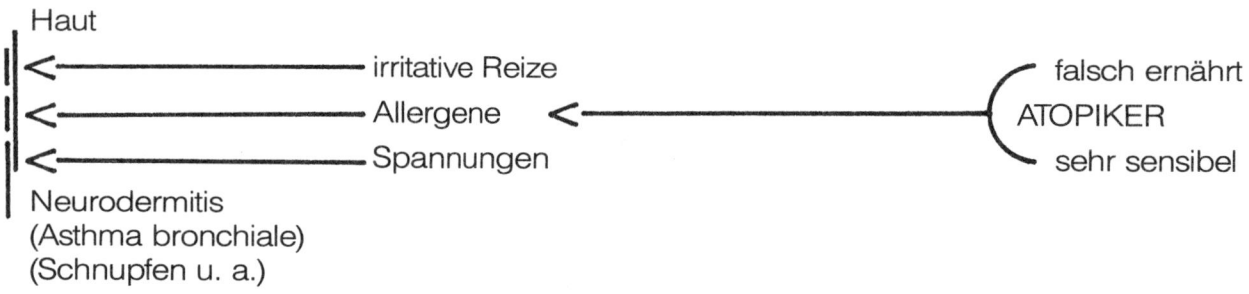

Haut

<———————————— irritative Reize   ⎧ falsch ernährt

<———————————— Allergene   <———————————— ATOPIKER

<———————————— Spannungen   ⎩ sehr sensibel

Neurodermitis
(Asthma bronchiale)
(Schnupfen u. a.)

Es ist auch möglich, daß anstelle der Neurodermitis oder in Verbindung mit ihr ein Bronchialasthma oder ein Schnupfen bzw. auch andere Krankheitszeichen auftreten.

Die Neurodermitis ist keine Hautkrankheit im strengen Sinne. Sie ist eine Erkrankung des Atopikers in seiner Umwelt, bedingt durch:
— eine überempfindliche Haut, die auf irritative Reize reagiert
— die Unverträglichkeit, besonders von Nahrungsmitteln (Allergene)
— das Unvermögen, Spannungen angemessen zu verarbeiten
Anstelle der Neurodermitis oder in Verbindung mit ihr können auch Bronchialasthma, Schnupfen u. a. auftreten.

Werden die auslösenden Faktoren (irritative Reize, Allergene, Spannungen) gemieden, ohne daß sich der Atopiker, der Neurodermitiker, als Mensch stabilisiert und ohne daß er seine Lebensweise und seine Ernährung verändert, so besteht die Grundursache der Neurodermitis fort. Dasselbe gilt auch für Medikamente und äußere Anwendungen, die nur Krankheitssymptome beseitigen, aber keine kausale Therapie darstellen. Letztlich werden neue Allergien, neue Spannungen entstehen. Die Neurodermitis kann nicht dauerhaft abheilen. Die Symptome können sich sogar verlagern, indem der Atopiker asthmatisch oder mit Schnupfen reagiert:

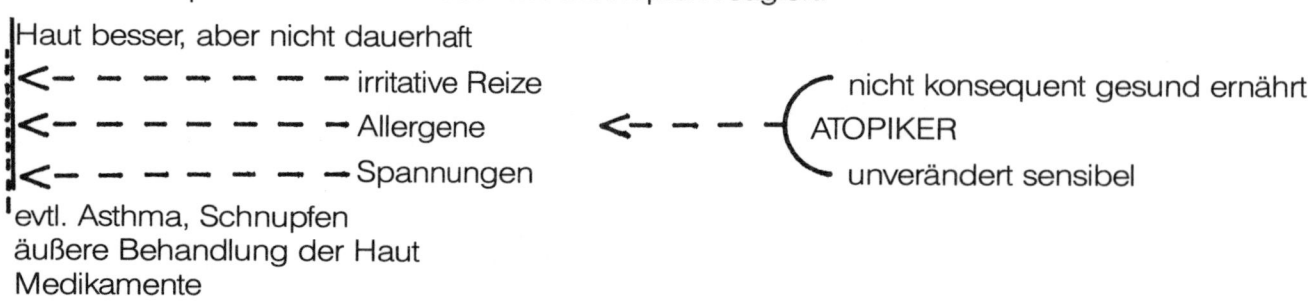

Haut besser, aber nicht dauerhaft

<– – – – – – – irritative Reize   ⎧ nicht konsequent gesund ernährt

<– – – – – – – Allergene   <– – – –⎨ ATOPIKER

<– – – – – – –Spannungen   ⎩ unverändert sensibel

evtl. Asthma, Schnupfen
äußere Behandlung der Haut
Medikamente

Ein Behandlung, die nicht die Ursache der Neurodermitis beseitigt, führt nicht zu einer dauerhaften Besserung, evtl. treten sogar andere Symptome in Form von Asthma bronchiale oder Schnupfen auf.

Wie kann man die Neurodermitis heilen?

Die Neurodermitis ist nur dann dauerhaft zu heilen, wenn die Behandlung an der Ursache der Erkrankung angreift. Es wurde bereits erläutert, daß der Ursprung der Neurodermitis in der Persönlichkeitsstruktur des Erkrankten liegt: er ist Atopiker. Nur wenn es gelingt, durch die Therapie den Neurodermitiker zu einem selbstsicheren Menschen zu ändern, der Spannungen problemlos meistert und der sich gesund und allergenfrei ernährt, ist die Neurodermitis zu heilen. Folgekrankheiten wie Asthma bronchiale, Schnupfen u. a. treten nicht auf. Irritative Reize, Allergene, Spannungen besitzen nicht mehr die Kraft, Hautsymptome auszulösen, da der Neurodermitiker die Reize meidet, ihnen anders als bisher begegnet und sie besser verarbeitet:

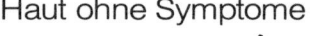

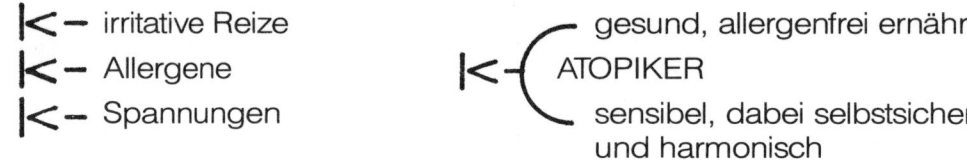

Haut ohne Symptome

|<– irritative Reize
|<– Allergene
|<– Spannungen

|<– (gesund, allergenfrei ernährt
ATOPIKER
sensibel, dabei selbstsicher
und harmonisch

Die Neurodermitis ist zu heilen, wenn der Atopiker zu einem harmonischen, selbstsicheren Menschen wird, der gesund lebt.

Wie erkennt man, daß sich der Neurodermitiker auf dem Wege der Heilung befindet?

Der Zustand der Haut ist nicht das wesentliche Kriterium dafür, daß sich der Neurodermitiker auf dem Wege einer dauerhaften Heilung befindet. Die Frage nach dem Therapieerfolg heißt nicht vordergründig: „Wie sieht die Haut aus, ist die Neurodermitis abgeheilt?" Die Frage nach dem Therapieerfolg lautet vielmehr: „Was ist aus dem Menschen geworden, findet er zunehmend zu Selbstsicherheit und Selbständigkeit, ist er mit sich in Harmonie, ernährt er sich gesund?" Der Behandlungserfolg beginnt dann einzutreten, wenn Eltern z. B. berichten: „Unser Kind ist gar nicht wiederzuerkennen, es ist zu einem fröhlichen, zufriedenen Menschen geworden, der nach den Diätanweisungen problemlos ernährt wird."

In den meisten Fällen ist eine positive veränderte Einstellung der Eltern zu ihrem Leben und zu ihrem Kind Voraussetzung für den Behandlungserfolg. Er zeichnet sich ab, wenn Eltern über sich berichten: „Wir haben durch Umdenken zu positiven Gedanken, zu neuen Ansichten und Verhaltensweisen gefunden, die uns einen gelassenen Lebensweg mit unserem Kind ermöglichen."

Wenn Eltern und Kind sich in dieser Form geändert haben, kann das Abheilen der Neurodermitis in Ruhe abgewartet werden, und die Heilung wird mit großer Gewißheit eintreten.

Die Frage nach dem Therapieerfolg gilt nicht vordergründig dem Zustand der Haut. Die Frage lautet vielmehr: „Hat sich der Neurodermitiker als Mensch verändert?" In den meisten Fällen benötigt der Neurodermitiker für den Behandlungserfolg die Unterstützung seiner Familie, d. h. eine positive Einstellung der Eltern zu ihrem Leben und zu ihrem Kind.

Wie sind die Behandlungserfolge?

Die Behandlung ist nur dann erfolgversprechend, wenn die Therapieanweisungen genauestens eingehalten werden. Außerdem sind die Behandlungserfolge von der Persönlichkeit und Veranlagung des Neurodermitikers, insbesondere von der Ausprägung der Atopie abhängig. Die Menschen, die an einer Neurodermitis erkranken, stellen eine sehr unterschiedliche Gruppe von Betroffenen dar. Kein Neurodermitiker gleicht in seiner Erkrankung genau dem anderen. Jeder hat das ihm eigene Ekzem. Von der Erfahrung her lassen sich zwei Typen darstellen, die Extremformen sind und zwischen denen es zahlreiche Übergänge gibt:

Typ 1. Die Atopie ist nur gering vorhanden. Man findet bei diesem Neurodermitiker, daß:

— er kaum auf irritative Reize anspricht
— die Allergie, insbesondere Nahrungsmittelallergie, nicht sehr ausgeprägt ist
— die Diät problemlos und konsequent befolgt wird
— die Psyche sehr stabil ist
— von der Umgebung kaum Spannungen übertragen werden

Meidet dieser Neurodermitiker irritative Reize, Allergene oder psychische Spannungen, gesundet die Haut in 8—12 Wochen. Ein Asthma bronchiale oder Schnupfen sind kaum zu befürchten.

Typ 2. Die Atopie ist stark ausgeprägt. Demzufolge zeigt dieser Neurodermitiker:

— eine Reaktion auf zahlreiche irritative Reize
— eine ausgeprägte Allergie gegen die verschiedensten Stoffe
— Probleme bei der Durchführung der allergenfreien Kost
— Spannungszustände, die ständig selbst erzeugt werden
— Reaktionen auf Spannungen, die von der Umgebung übertragen werden

Selbst wenn die Diät konsequent und ohne große Mühen eingehalten wird, treten immer wieder Ekzemschübe auf. Bei dieser Persönlichkeitsstruktur besteht auch die Gefahr, daß sich ein Asthma bronchiale oder chronischer Schnupfen ausbilden. Bei diesem Typ des Neurodermitikers ist eine Änderung der Person Voraussetzung für eine Heilung. Die Behandlung beansprucht einen längeren Zeitraum, zumeist 1—2 Jahre.

Typ 1 und 2 des Neurodermitikers stellen Extremformen dar, zwischen denen es zahlreiche Übergänge gibt. Dabei können die auslösenden Faktoren — überempfindlich auf irritative Reize reagierende Haut, Allergie, psychische Spannungen — nicht nur gleichzeitig, sondern auch einzeln oder in unterschiedlicher Kombination und Ausprägung miteinander vorliegen.

Die Behandlungserfolge sind davon abhängig, ob die Therapieanweisungen genauestens eingehalten werden. Zudem werden sie von der Persönlichkeit und Veranlagung des Neurodermitikers beeinflußt, insbesondere von der Ausprägung der Atopie. Es lassen sich zwei Verläufe darstellen, die Extremformen sind und zwischen denen es zahlreiche Übergänge gibt:

Typ 1 des Neurodermitikers. Die Atopie ist gering vorhanden. Werden die auslösenden Faktoren gemieden, heilt die Neurodermitis ab. Andere atopische Erkrankungen sind nicht zu befürchten.

Typ 2 des Neurodermitikers. Die Atopie ist stark ausgeprägt. Trotz strenger Diät treten häufig Ekzemschübe auf. Erst wenn sich der Neurodermitiker zu einer harmonischen, selbstsicheren Person entwickelt, was einen längeren Zeitraum beansprucht, verliert sich die Neurodermitis. Verändert sich der Neurodermitiker nicht, besteht die Gefahr, daß andere atopische Erkrankungen auftreten.

2. Kapitel
Klinisches Bild der Neurodermitis

Einführung in das zweite Kapitel:

Die Krankheitszeichen werden nur kurz abgehandelt. Die Diagnose einer Neurodermitis ist normalerweise nicht schwierig. Besteht das Bedürfnis, sich über die Hautveränderungen genauer zu informieren, muß auf Lehrbücher über Hautkrankheiten verwiesen werden.

Inhaltliche Übersicht:

Typisch für ein Ekzem ist die symmetrische Anordnung der Hauterscheinungen in Form von Rötung, Knötchen, Bläschen, Krusten, Schuppen. Sie treten wiederholt auf, und es besteht Juckreiz, der sich in seiner stärksten Form bis zur Juckkrise steigern kann. Die Verteilung der Hauterscheinungen ist in den einzelnen Altersstufen unterschiedlich.

Bei der Diagnosestellung einer Neurodermitis im Säuglingsalter ist Zurückhaltung geboten, da es in diesem Alter flüchtige Hautreaktionen gibt, die eine Neurodermitis vortäuschen können. Erst wenn im Kleinkindalter das typische Beugeekzem auftritt, ist die Diagnose gesichert.

Bei den meisten Neurodermitikern besteht eine Abwehrschwäche, die das Zellsystem betrifft. Die Lymphknoten sind geschwollen. Die Haut eitert leicht. Probleme können Virusinfektionen, vorzugsweise durch das Herpes-simplex-Virus, bereiten. Ist die Atopie ausgeprägt, besteht die Gefahr, daß andere atopische Erkrankungen wie Asthma bronchiale oder allergischer Schnupfen auftreten.

Hautveränderungen, altersabhängige Erscheinungen, Juckreiz, Juckkrise, Ekzemschub, Begleiterkrankungen

Typisch für ein Ekzem sind:

— der Juckreiz
— die symmetrische Anordnung der Hauterscheinungen
— Hautveränderungen in Form von Rötung, Knötchen, Bläschen, Krusten, Schuppen
— die Neigung zum Wiederauftreten

> Die Neurodermitis ist gekennzeichnet durch Hautveränderungen, die wiederholt auftreten und jucken.

Erkrankt ein Säugling, so röten sich seine Wangen. Die Haut verändert sich knötchenförmig. Sie juckt heftig. Das Kind reibt und kratzt. Dadurch schwillt die Haut an, es bilden sich Bläschen. Die Haut fängt an zu nässen. Die Säuglinge sind in ihrem Wohlbefinden schwer gestört. Sie sind unruhig, schlaflos, sie haben wenig Appetit. Der Grundtyp der Haut erscheint blaß, häufig trocken und schuppig. Der Hautausschlag kann sich auf den behaarten Kopf, den Nacken sowie Arme und Beine ausbreiten.

Nach dem zweiten Lebensjahr verändert sich die Haut vorwiegend in den Ellenbeugen und Kniekehlen.

Beim Erwachsenen sind Gesicht, Hals, Nacken, Brust, Schulter und Gelenkbeugen bevorzugter Sitz der Hautveränderungen.

Die Neurodermitis beginnt beim Säugling meist im Gesicht, beim Kleinkind in den Ellenbeugen und Kniekehlen. Beim Erwachsenen sind häufig große Teile des Körpers betroffen.

Der Neurodermitiker leidet unter Juckreiz. Es kitzelt und kribbelt. Der Juckreiz kann sich bis zur Juckkrise steigern, in der der Neurodermitiker gepeinigt wird von Juckreiz. Dementsprechend handelt er auch, er kratzt und kratzt, bis die Haut näßt und blutet. Er kratzt solange, bis der wahnsinnige Juckreiz nachläßt. In dieser Situation ist der Neurodermitiker als unzurechnungsfähig anzusehen.

Der Juckreiz tritt auf in Form von leichtem Kitzeln oder Kribbeln. Er kann sich zur Juckkrise steigern, in der der Neurodermitiker jede Selbstkontrolle vor Juckreiz verliert und rücksichtslos kratzt.

Beim Ekzemschub fühlt sich die Haut wie verbrannt an. Es entsteht ein Gefühl, als ob zahlreiche heiße Bügeleisen auf die Haut gesetzt würden. Die Haut spannt, sie schmerzt, sie ist stark berührungsempfindlich. Der Neurodermitiker ist schwerkrank, seine Stimmungslage depressiv.

Im Ekzemschub ist der Neurodermitiker schwerkrank, seine Stimmung meist depressiv.

Neurodermitiker haben eine Abwehrschwäche gegen Infektionen. Die Lymphknoten sind geschwollen. Die Haut kann stark eitern. Im Eiter finden sich Bakterien, meist Staphylokokken und Streptokokken. Gefürchtet sind Virusinfektionen, besonders durch das Herpes-simplex-Virus. Menschen mit Bläschen an den Lippen (Herpes labialis) müssen deshalb den Kontakt mit Neurodermitikern streng meiden.

Neurodermitiker haben eine Abwehrschwäche gegen Infektionen.

Kinder mit einer Neurodermitis leiden oft gleichzeitig unter einem Asthma bronchiale und/oder einem allergischen Schnupfen. Dies ist verständlich, denn der Atopiker besitzt eine überempfindliche Haut und Schleimhaut. Von 33 Kindern wiesen 16 ein isoliertes Ekzem, 12 ein Ekzem und Bronchialasthma auf, und bei 5 war das Ekzem mit Bronchialasthma und einem allergischen Schnupfen verbunden.

Das Ekzem wird häufig von einem Bronchialasthma und/oder allergischen Schnupfen begleitet.

3. Kapitel
Die Allergie

Einführung in das dritte Kapitel:

Das Kapitel soll vor allem mit der allergologischen Diagnostik, ihrer Durchführung und der Auswertung der Ergebnisse vertraut machen. Der Leser erfährt, welche Faktoren für das Auftreten der Allergie verantwortlich gemacht werden, wie man eine Allergie bei gefährdeten Patienten frühzeitig erkennt und ihrer Entstehung vorbeugen kann.

Inhaltliche Übersicht:

Viele Menschen sind Allergiker. Der Allergiker ist nicht krank, obwohl er mit seiner Haut auf Allergene reagiert oder einen erhöhten Immunglobulin E-Gehalt im Blut besitzt.

Erst der Allergiekranke zeigt Symptome nach Allergenkontakt. Bei ihm hat sich das Immunglobulin E auf Mastzellen in einem Organ festgesetzt. Koppelt das Allergen zwischen zwei IgE-Molekülen an, wird die Mastzelle zerstört. Es werden Stoffe frei, Mediatoren genannt, die Krankheitssymptome auslösen. Diese können mehr allgemein sein, oder sie sind durch das Organ geprägt, das von der Allergie betroffen ist.

Nach Allergenkontakt treten die Krankheitszeichen sofort, d. h. innerhalb von 30 Minuten oder spät, also erst im Verlauf von Stunden auf.

Eine Allergie wird vermutet, wenn typische Krankheitssymptome angegeben werden. Der Verdacht wird erhärtet durch Tests mit Allergenen, z. B. Hauttests, Bestimmung des gesamten oder spezifischen Immunglobulins E (RAST) im Blut. Ob der Patient durch das Allergen tatsächlich krank wird, vermögen die Tests bei positivem Ausfall leider nicht endgültig zu beantworten. Auch ein negatives Ergebnis spricht nicht gegen eine Allergie. Letztlich zu beweisen ist die krankmachende Wirkung des Allergens nur durch Provokationstests, weil hier das Allergen mit dem erkrankten Organ direkt in Kontakt gebracht wird.

Es sind wahrscheinlich mehrere Faktoren, z. B. Vererbung, Ernährung, Umweltbelastung, Konfliktsituationen, die einzeln oder in Verbindung miteinander für die Entstehung einer Allergie verantwortlich sind.

Eltern können frühzeitig erkennen, ob die Gefahr besteht, daß ihr Kind an einer Allergie leiden wird, wenn im Neugeborenen- und Säuglingsalter der Gesamtgehalt des Immunglobulins E bestimmt wird. Die Entwicklung einer Immunglobulin E-vermittelten Allergie ist durch allergenarme Ernährung der Schwangeren und des Neugeborenen bzw. des Säuglings zu verzögern oder sogar zu verhindern, wenn gleichzeitig eine positive Mutter-Kind-Beziehung besteht, die den Loslösungs- und Individuationsprozeß des Kindes fördert.

Im Volksmund wird der Begriff Allergie im übertragenen Sinne gebraucht. Man reagiert allergisch auf etwas. Gemeint ist eine überstarke Reaktion.

Im medizinischen Bereich versteht man unter der Allergie eine bis zur Überempfindlichkeit gesteigerte Immunreaktion des Organismus auf körperfremde Substanzen, wie z. B. Pollen oder Nahrungsmittel.

Allergie bedeutet eine Überempfindlichkeitsreaktion des Immunsystems, z. B. gegen körperfremde Stoffe.

Um allergisch reagieren zu können, muß der Mensch erstmals Kontakt mit seinem Allergen haben. Das Allergen dringt in den Körper ein und sensibilisiert, d. h. aktiviert das Immunsystem. Dieses bildet das Immunglobulin E, das im Blutserum nachweisbar ist. Dieser Vorgang dauert ca. 7 — 14 Tage. Der Mensch ist jetzt sensibilisiert, er ist Allergiker.

Ein Allergen, das in den Körper eindringt, kann diesen sensibilisieren. Der Mensch ist Allergiker (noch nicht krank).

Um krank zu werden, bedarf es eines zweiten Kontaktes mit dem Allergen. Außerdem muß sich das IgE auf der Oberfläche von Zellen, z. B. Mastzellen, in bestimmten Organen angekoppelt haben. Das Allergen bildet dann eine Brücke zwischen zwei IgE-Molekülen. Die Mastzelle wird dadurch zerstört, und sie setzt Stoffe frei, Mediatoren genannt, die Krankheitssymptome hervorrufen. Man hat es jetzt mit einem Allergiekranken zu tun.

Erst nach dem Zweitkontakt mit dem Allergen werden bei einem Sensibilisierten Krankheitssymptome ausgelöst, wenn IgE-besetzte Mastzellen in Organen zerstört werden.

Organbezogene Allergiesymptome, allgemeine Allergiesymptome

Da die verschiedenen Organe Mastzellen besitzen, ist es möglich, daß das Immunglobulin E an den Mastzellen dieser Organe ankoppelt. Bei erneutem Allergenkontakt werden dann, je nach Organbefall, unterschiedliche Krankheitszeichen ausgelöst:

Atmungsorgane:	Bindehautentzündung, Schnupfen, Bronchitis, Asthma
Harn-, Geschlechtsorgane:	Einnässen
Haut:	Rötung, Juckzeiz, Nesselsucht, Anschwellen, Ekzem
Herz-Kreislauf:	ungewöhnlich langsamer oder schneller Herzschlag, Schmerzen in der Brust ohne Herzerkrankung, hoher Blutdruck, Krämpfe in den Gliedmaßen, Kreislaufzusammenbruch
Muskeln, Knochen:	Muskel-, Gelenkschmerzen, geschwollene Gelenke
Verdauungsorgane:	Geschwüre an Mund, Zunge, Blähungen, Völlegefühl, Verstopfung, Durchfall, Entzündungen und Krämpfe des Darmes, Magengeschwüre
Zentralnervensystem und geistig-seelischer Bereich:	Kopfweh, Krämpfe, Ohrenklingeln, Schwindel, Angstanfälle, Stimmungsschwankungen, Überreiztheit, Teilnahmslosigkeit

Merke: Der Verdacht einer Allergie ist nur dann berechtigt, wenn trotz sorgfältiger Untersuchungen eine andere Ursache der Beschwerden nicht gefunden wurde.

Die Allergie kann je nach Organbefall sehr unterschiedliche Symptome hervorrufen.

Neben den allergischen Symptomen, die auf ein bestimmtes Organ begrenzt sind, gibt es mehr allgemeine Symptome, die für eine Allergie sprechen können:

— anhaltende Müdigkeit, bei der Bettruhe nichts hilft
— übermäßiges Schwitzen, nicht durch körperliche Bewegung bedingt
— ausgeprägte Hautblässe ohne Blutarmut
— Herzklopfen, besonders nach dem Essen
— Schwellungen des Gesichts, der Hände, der Fußgelenke bzw. des Unterleibes

---

Allgemeine Allergiesymptome können sich äußern in Müdigkeit, Schwitzen, Hautblässe, Herzklopfen, Gewebsschwellungen.

Was passiert, wenn ein Neurodermitiker Allergenkontakt hat?

Bei Allergenkontakt reagieren Allergiker unterschiedlich:

— allergische Sofortreaktion, im Verlauf von 30 Minuten, meist Hautrötung und Juckreiz
— allergische Spätreaktion, nach Stunden, vorwiegend 12 — 48 Stunden, Symptome meist Ekzemverstärkung oder Ekzemauslösung, aber auch Juckreiz
— allergische Sofort- und Spätreaktion

> Ein Allergiker kann auf ein Allergen sofort, spät oder mit einer Sofort- und Spätreaktion reagieren.

Besteht selten Allergenkontakt, wird die Reaktion sichtbar ausgelöst. Der Allergiker kennt sein Allergen, das ihn krank macht (Beispiel: Fischallergie).

Hat ein Allergiker ständig Allergenkontakt, ist die Allergie maskiert, d. h. nicht erkennbar (Beispiel: Milch-, Eiallergie).

> Ein Allergen, zu dem selten Kontakt besteht, wird als krankmachend erkannt. Ein Allergen, zu dem täglich Kontakt vorhanden ist, kann nicht als krankmachend erkannt werden.

Wie läßt sich feststellen, ob ein Mensch allergisch reagiert?

— Durch Befragen lassen sich erste Anhaltspunkte gewinnen.
— Mit Hilfe von Tests mit Allergenen (z. B. Hauttests, RAST) ist die vermutete Allergie weiter abzusichern.
— Provokationstests mit Allergenen oder Expositionstests (Kontakt mit dem Allergen) beweisen letztlich die Allergie.

Eine Allergie kann durch Befragen vermutet, durch Tests mit Allergenen (Hauttests, RAST) weiter abgesichert und durch Provokationstests, Expositionstests bewiesen werden.

Angaben, die auf eine Allergie hindeuten

— Sind in der Familie Allergien aufgetreten, „reagieren" auch die Angehörigen häufiger allergisch. Es kann sogar sein, daß die Kinder gegen dasselbe Allergen reagieren wie ihre Eltern.
— Beschwerden im Frühjahr, Sommer, Frühherbst, insbesondere bei sonnigem Wetter, deuten auf eine Pollenallergie hin.
— Krankheitszeichen bei feuchtem Wetter, in feuchten Kellern, Tierställen und nach Genuß bestimmter Speisen lassen eine Schimmelpilzallergie vermuten.
— Symptome im Circus, Zoo, nach Tierkontakt machen eine Tierhaarallergie wahrscheinlich.
— Beschwerden nachts oder frühmorgens, nach Kontakt mit alten Büchern, während des Hausputzes, lassen an eine Hausstauballergie denken.
— Ganzjährige Symptome mit einem Schwerpunkt im Herbst sind typisch für eine Hausstaubmilbenallergie.
— Treten nach Genuß von Speisen Beschwerden auf, liegt eine Nahrungsmittelallergie vor.

Durch genaues Befragen lassen sich Hinweise auf eine Allergie finden, z. B. familiäre Belastung mit Allergien, Beschwerden zu einer bestimmten Jahreszeit, bei besonderen Wetterlagen, in einer bestimmten Umgebung, nach Genuß von Speisen.

Hauttest mit Allergenen

Der Allergennachweis beruht auf dem Prinzip, daß in der Haut des Allergikers Antikörper gegen Allergene vorhanden sind. Dringt das Allergen in die oberflächlichen Hautschichten, reagiert die Haut sichtbar mit Quaddelbildung und Hautrötung. Je nach der Technik, mit der das Allergen in die Haut eingebracht wird, unterscheidet man:

— Intrakutantest (das Allergen wird in die Haut gespritzt)
— Pricktest (das Allergen wird in die Haut gepunktet)
— Reibtest (das Allergen wird in die Haut gerieben)
— Scratchtest (das Allergen wird in die Haut geritzt)
Der Pricktest ist der Test, der gewöhnlich bei Kindern angewandt wird.

> Je nach Technik, mit der das Allergen in die Haut eingebracht wird, unterscheidet man verschiedene Hauttests, z. B. Intrakutan-, Prick-, Reib-, Scratchtest. Bei Kindern wird meist der Pricktest angewendet.

Bei der praktischen Durchführung des Pricktests wird ein Tropfen des Allergenextrakts auf die Haut aufgebracht. Senkrecht durch den Tropfen wird mit einer Lanzette vorsichtig in die oberflächliche Hautschicht eingestochen (ohne daß es blutet). Diese geringfügige Hautverletzung ist nicht schmerzhaft. Die Allergenlösung wirkt ca. 5 Minuten lang ein und wird dann abgetupft. Das Ergebnis kann 10 — 15 Minuten später abgelesen werden. Der Test ist positiv, wenn sich an der Einstichstelle eine Quaddel bildet, die von einem roten Hof umgeben ist.

Um ein Maß für die Stärke der allergischen Reaktion zu bekommen, orientiert man sich an der Größe einer Quaddel, die durch eine Histaminlösung (1 : 1 000 verdünnt) erzeugt wird. Die durch diese Lösung hervorgerufene Quaddel wird vereinbarungsgemäß mit +++ bezeichnet.

Im Vergleich zu der Quaddel, die durch Histamin erzeugt wurde, wird die Stärke der allergischen Hautreaktion beurteilt. Geringere allergische Reaktionen der Haut auf Allergene werden dementsprechend mit ++ oder + bewertet, stärkere Hautreaktionen mit ++++. Fließen die Ränder der Quaddel auseinander, bedeutet dies Pseudopodienbildung (vermerkt als PS).

Als Negativkontrolle dient die Reaktion der Haut auf physiologische Kochsalzlösung bzw. auf das Lösungsmittel des Allergens (keine Hautreaktion).

Der Test kann nicht abgelesen werden, wenn auf Histamin, das als Positivkontrolle dient, keine Reaktion erfolgt (falsch negativer Test). Der Test ist ebenfalls nicht zu beurteilen, wenn bereits die Negativkontrolle (Kochsalzlösung, Lösungsmittel) eine Hautreaktion hervorruft (falsch positiver Test, sog. Urticaria factitia).

Beim Pricktest wird mit einer Lanzette durch den Allergentropfen vorsichtig in die oberflächliche Hautschicht eingestochen, ohne daß es blutet. Die Stärke der Hautreaktion wird im Vergleich zu der Reaktion der Haut auf eine Histaminlösung 1 : 1 000 abgelesen. Der Pricktest ist nicht zu beurteilen, wenn die Haut auf die Histaminlösung nicht reagiert oder bereits auf eine unspezifische Kochsalzlösung (Lösungsmittel) eine Reaktion stattfindet.

Aussagen des Pricktests

Bei positivem Ausfall, unabhängig von der Quaddelgröße (+ oder ++++), sagt der Test aus, daß die Haut allergisch reagiert. Der Patient ist Allergiker. Ob er auch Allergiekranker ist, d. h. Organsymptome zeigt, vermag der Test nicht zu beantworten. Es kann nämlich sein, daß die Haut auf Allergene positiv reagiert, der Mensch jedoch gar nicht krank ist. Umgekehrt ist es auch möglich, daß die Haut auf ein Allergen nicht reagiert, obschon das Allergen, wenn es z. B. gegessen wird, Krankheitssymptome auslöst. Die Beurteilung des Hauttests verlangt Fachwissen.

Mit Hilfe des Hauttests kann man auch nicht prüfen, ob eine allergische Reaktion, die vor längerer Zeit vorhanden war, jetzt noch besteht. War der Test auf ein Allergen positiv und reagiert die Haut jetzt nicht, so bedeutet dies keineswegs, daß sich die Allergie verloren hat.

Einen Hauttest mit Allergenen durchzuführen, ist bei dem Neurodermitiker wichtig. Fällt der Test positiv aus, so ist damit bewiesen, daß der Patient Allergiker ist. Außerdem lassen sich aus dem Ergebnis des Hauttests weitere Informationen gewinnen. Reagiert der Neurodermitiker auf Pollen von frühblühenden Bäumen und Sträuchern oder auf Unkräuter, so ist Vorsicht geboten bei bestimmten Nahrungsmitteln, da die genannten Pollenallergien häufig mit Nahrungsmittelallergien vergesellschaftet sind.

Patient und Eltern tun gut daran, das Ergebnis des Hauttests nicht selbst anzusehen, sondern es vom Arzt auswerten und deuten zu lassen. Die falsch positiven Befunde stellen sonst eher eine psychische Belastung für die Betroffenen dar und leisten der Allergisierung Vorschub. Der Betroffene wird auf Allergie programmiert.

Die Beurteilung des Hauttests verlangt Fachwissen. Ein positiver Test, gleichgültig ob schwach (+) oder stark (++++), sagt nur, daß die Haut allergisch reagiert. Ob der Patient durch das Allergen tatsächlich krank ist, vermag der Test nicht zu beantworten. Ein negatives Ergebnis spricht nicht gegen eine Allergie. Mit Hilfe des Hauttests sind keine Aussagen über den Verlauf der Allergie zu treffen. Patienten und Eltern von Betroffenen sollten sich das Testergebnis vom Arzt ausgewertet mitteilen lassen, da sonst die Gefahr besteht, daß falsch positive Befunde eine psychische Belastung darstellen und der Allergisierung Vorschub leisten.

Radio-Allergo-Sorbens-Test (RAST)

Der Test funktioniert nach folgendem Prinzip:

— Allergene sind an Pappscheiben gekoppelt.

— Die Pappscheiben werden mit Patientenblut, genauer dem Serum, überschichtet. Enthält das Serum das Immunglobulin E (IgE), so koppelt dieses an die Allergene auf den Pappscheiben an. Es entsteht ein sogenannter Antigen-Antikörperkomplex. Könnte man die Zahl der Antigen-Antikörperkomplexe (Allergen-IgE) messen, wäre bekannt, wieviel Immunglobulin E der Mensch gegen ein bestimmtes Allergen im Blut hat.

— Deshalb wird an den Antigen-Antikörperkomplex ein radioaktiv markierter Anti-IgE-Antikörper angekoppelt.

— Die Radioaktivität wird gemessen. Sie ist ein Maß für den Gehalt an spezifischem Immunglobulin E im Patientenblut.

Mit Hilfe des RAST wird der Gehalt an Immunglobulin E (IgE) im Blutserum des Patienten gemessen. In einem ersten Versuchsschritt wird IgE aus dem Patientenserum an ein Allergen angekoppelt. Es bildet sich ein Allergen-Antikörperkomplex. An diesen wird in einem zweiten Schritt ein radioaktiv markierter Antikörper angehängt. Das Maß der Radioaktivität entspricht dem Gehalt an IgE im Patientenblut.

Der RAST kann bei Neurodermitikern durchgeführt werden, deren Haut sich im Stadium der Erkrankung befindet, wenn z. B. ein Hauttest nicht möglich ist. Der RAST kann bereits mit dem Nabelschnurblut des Neugeborenen durchgeführt werden, und er zeigt bei positivem Ergebnis den Allergiker an.

Der RAST kann durchgeführt werden im Erkrankungsfall und bei Neugeborenen als Screening-Test auf Allergie.

Bewertung des RAST

Der Test sagt nur, daß sich im Blut des Patienten Antikörper gegen ein ganz bestimmtes Allergen befinden. Der Mensch ist Allergiker. Ob er bei Allergenkontakt auch krank wird oder welches Organ bei Allergenkontakt reagiert, ist durch den RAST nicht zu erfahren. Ein normaler IgE Gehalt im Blut schließt eine Allergie nicht aus. Es ist nämlich möglich, daß sich das gesamte IgE an ein Organ gebunden hat und dadurch im Blutserum nicht meßbar ist. Der RAST wird in Klassen 0 — 4, je nach IgE-Gehalt, angegeben. Je höher die RAST-Klasse, um so größer ist die Wahrscheinlichkeit, daß das Allergen die Erkrankung wirklich auslöst.

> Der RAST zeigt nur an, daß sich im Blut des Patienten Antikörper gegen ein bestimmtes Allergen befinden. Ein normaler RAST schließt eine Allergie nicht aus.

Provokationstests, Expositionstest

Ein Nahrungsmittelallergen kann letztlich nur als krankmachend für einen Neurodermitiker erkannt werden, wenn es nach Allergenkarenz gegessen wird. Ein Allergen, das inhaliert wird, kann letztlich nur als krankmachend erkannt werden, wenn es eingeatmet wird usw. Derartige Tests werden als Provokationstests bezeichnet:

— oraler Provokationstest (das Allergen wird gegessen)

— inhalativer Provokationstest (das Allergen wird eingeatmet)

— nasaler Provokationstest (das Allergen wird auf die Nasenschleimhäute gebracht)

Der nasale Provokationstest hat vor allem beim allergischen Schnupfen, der inhalative Provokationstest beim Asthma bronchiale und der orale Provokationstest bei der Nahrungsmittelallergie, wie sie besonders bei der Neurodermitis vorliegt, Bedeutung.
Bei Verdacht auf eine Tierhaarallergie wird ein Expositionstest durchgeführt.

Provokationstests und Expositionstest können die krankmachende Wirkung eines Allergens beweisen.

Der orale Provokationstest

Beim oralen Provokationstest wird der Neurodermitiker über drei bis fünf Tage allergenfrei ernährt. Dabei ist entscheidend, daß er das zu testende Allergen vollkommen meidet. Dadurch, daß der Körper in dieser Zeit das vermutete Allergen mit dem Stuhlgang ausscheidet, gerät der Neurodermitiker aus der Phase der maskierten Allergie in einen hochempfindlichen Zustand. Der Kontakt selbst mit Bruchteilen des Allergens führt jetzt zu einer heftigen allergischen Reaktion, da keine Löschpotenz mehr im Körper vorhanden ist. Der Provokationstest ist deshalb nicht ganz ungefährlich. Es kann ein schwerer neurodermitischer Schub provoziert werden, der über mehrere Tage anhält, weil sich das Allergen über Tage im Darm befindet und allergische Reaktionen auslöst und unterhält. In sehr seltenen Fällen kann sogar ein Schock auftreten.

Rohe Nahrungsmittel wirken oft stärker allergisch als gekochte, da ein Teil des Allergens hitzeempfindlich ist und durch Kochen Aktivitätseinbuße erfährt. Es empfiehlt sich deshalb, bei empfindlichen Neurodermitikern das Nahrungsmittel während der Provokation zuerst in gekochter Form anzubieten.

Im Verlauf von ein bis drei Tagen kann nur ein Allergen getestet werden. Getestet werden zuerst die Nahrungsmittel, von denen man überzeugt ist, daß sie der Neurodermitiker verträgt. Wird nämlich ein heftiger Ekzemschub durch die Provokation hervorgerufen, ist oft über Tage (Wochen) keine weitere Testung möglich.

> Der orale Provokationstest wird durchgeführt, nachdem der Neurodermitiker drei bis fünf Tage absolut allergenfrei ernährt worden ist. Der Test ist nicht ganz ungefährlich, bei hochallergischen Menschen kann, wenn auch selten, ein allergischer Schock ausgelöst werden. Es werden zuerst die Nahrungsmittel getestet, die der Neurodermitiker wahrscheinlich verträgt.

Manche Pflanzen entstammen einer Gruppe, wie:

Apfel — Birne
Banane — Wegerich
Gerste — Hafer — Hirse — Mais — Reis — Roggen — Weizen
Bohne (grün) — Erbse — Linse — Sojabohne
Broccoli — chinesischer Kohl — Kohlrabi — Rosenkohl —
Steckrüben — Wasserkresse — Weißkraut — Sprossenkohl
Gurke — Kürbis — Melone — Zucchini
Möhre — Koriander — Petersilie
Kartoffel — Tomate
Distel — Endivie — Kamille — Salat — Sonnenblume — Zichorie

Die Reaktion gegen ein Nahrungsmittel der Gruppe kann bedeuten, daß der Neurodermitiker auch andere Produkte der Gruppe nicht verträgt. Das scheint besonders für Erbse und Soja zuzutreffen:

12 Neurodermitiker wurden auf Erbse und Soja getestet:

allergische Reaktion auf Erbse und Soja	4 Patienten
allein allergisch gegen Erbse	1 Patient
allein nicht vertragen Soja	1 Patient
keine Reaktion auf Erbse und Soja	6 Patienten

Hat ein Ekzematiker auf ein Nahrungsmittel aus einer bestimmten Gruppe reagiert, so sollte zunächst in der Gruppe nicht weiter getestet werden. Der Provokationstest ist dann mit einem Nahrungsmittel aus einer anderen Gruppe fortzuführen, will man die Nahrung systematisch auf Allergenfreiheit untersuchen.

> Manche Pflanzen entstammen bestimmten Gruppen. Hat ein Patient auf das Produkt einer Gruppe reagiert, sollte zunächst ein Nahrungsmittel einer anderen Gruppe getestet werden, wenn weiter provoziert wird.

Um die Aussage des oralen Provokationstests nicht zu verfälschen, darf ein Nahrungsmittel nicht getestet werden, wenn:

— ein Infekt besteht
— der Patient Durchfall hat
— das Kind zahnt
— psychische Spannungen vorhanden sind
— stärkere körperliche Belastung nachfolgt
— sich der Patient im Urlaub befindet.

Wird ein Pollenallergiker z. Z. des Pollenfluges getestet, darf er das Haus nicht verlassen (Fenster schließen).

Rauchen, Alkohol-, Kaffee- und Teegenuß (schwarzer Tee) sind in der Testperiode nicht gestattet. Sie können das Testergebnis ungünstig beeinflussen.

Ein Nahrungsmittel darf nicht getestet werden bei Infekt, Durchfall, beim Zahnen, bei seelischen oder körperlichen Belastungen, im Urlaub. Pollenallergiker müssen im Hause bleiben, wenn der Test in der Pollenflugsaison stattfindet. Während des Nahrungsmitteltests darf nicht geraucht werden, Alkohol-, Kaffee- und Teegenuß (schwarzer Tee) sind nicht gestattet.

Frühjahrspollenallergiker, insbesondere mit einer Allergie gegen Birkenpollen, sollten Äpfel und Birnen nicht essen, falls bei Verzehr Juckreiz auftritt.

Unkräuterpollenallergiker, insbesondere bei Allergie gegen Gemeinen Beifuß und Wegerich, meiden Karotten, Kartoffeln, Koriander, Petersilie, Porree, Sellerie, wenn allergische Symptome durch die Nahrungsmittel ausgelöst werden.

Bei Frühjahrspollenallergikern und Unkräuterpollenallergikern ist die Pollenallergie häufig mit einer Nahrungsmittelallergie verbunden.

Bewertung des oralen Provokationstests

Zu achten ist auf die allergische Sofortreaktion, die wenige Sekunden bis ca. 30 Minuten nach Verzehr des Nahrungsmittels auftritt. Sie äußert sich in Juckreiz und Hautrötung. Nach Stunden setzt die allergische Spätreaktion ein, überwiegend in Form von Ekzemverstärkung oder Ekzemauslösung. Die Haut kann sich aber auch röten und jucken.

Neben der Ekzemreaktion können auch andere allergische Symptome, z. B. Schnupfen und Husten, hervorgerufen werden. Auf diese Krankheitszeichen ist deshalb ebenfalls zu achten.

Der orale Provokationstest sagt aus, daß dieses Nahrungsmittel entweder in dem vorliegenden Zustand und der verabreichten Menge vertragen wird oder Krankheitszeichen auslöst.

Der Test ist bei hochallergischen Menschen praktisch unabhängig von der Menge des Allergens. Bei Menschen, die keine ausgeprägte Allergieneigung besitzen (latente Allergie), wird der Test erst positiv, wenn größere Allergenmengen (über mehrere Tage) verzehrt werden.

Beim oralen Provokationstest ist neben der Ekzemreaktion besonders auch auf Schnupfen und Husten bzw. Atembeschwerden zu achten. Der orale Provokationstest sagt aus, ob ein Nahrungsmittel in dem vorliegenden Zustand und der verabreichten Menge vertragen wird oder nicht.

Expositionstest, Durchführung und Bewertung

Er wird vor allem vorgenommen, wenn der Verdacht auf eine Tierhaarallergie besteht.

Der Patient darf mindestens drei Tage lang keinen Kontakt mit seinem Tier haben (aus der Wohnung ausziehen, frische Kleidung, kein Kontakt mit Personen, die das Tier versorgen und dadurch evtl. Hautschuppen und den Geruch des Tieres an sich tragen).

Es erfolgt dann intensiver Kontakt mit dem Tier (Streicheln, Fellpflege usw.).

Eine Tierhaarallergie ist bewiesen, wenn das Ekzem in den nächsten 24 Stunden aufflammt bzw. Hautrötung und Juckreiz ausgelöst werden. Der Expositionstest sollte möglichst erst dann durchgeführt werden, wenn sich die Haut in einem sehr guten Zustand befindet.

Durch den Expositionstest läßt sich z. B. eine Tierhaarallergie beweisen. Nach einer dreitägigen Trennung von dem Tier findet intensiver Hautkontakt statt. Flammt das Ekzem auf, ist die Tierhaarallergie gesichert.

Wie entstehen Allergien, warum nehmen sie zu?

Für das Entstehen einer Allergie sind wahrscheinlich mehrere Faktoren, einzeln oder gleichzeitig, verantwortlich:

1. Vererbung: Grundsätzlich kann jeder Mensch allergisch reagieren. Die Fähigkeit, leichter als andere und schon im frühen Kindesalter allergisch zu reagieren, wird wohl vererbt (Atopie). Ist ein Elternteil Allergiker, so erkranken 25% der Kinder an allergischen Erkrankungen. Sind beide Elternteile allergisch veranlagt, finden sich bei 50% der Kinder ebenfalls Allergien.

2. Ernährung: Es wird zu wenig und für eine zu kurze Zeitspanne nach der Geburt gestillt. Damit entfällt die Übertragung eines Schleimhautschutzfaktors (des sekretorischen Immunglobulins A), der in der Muttermilch enthalten ist. Die Folge ist, daß der Säugling, dessen Darm noch keinen ausreichenden Schutzmechanismus besitzt, um sich vor dem Eindringen von Allergenen (Nahrungsmittelbestandteilen) zu schützen, beim Zufüttern gleich welcher Art, leichter sensibilisiert werden kann.

3. Umweltfaktoren: Beim Asthma bronchiale ist es weitgehend akzeptiert, daß Luftverschmutzung einer Allergisierung Vorschub leisten kann. Am eindeutigsten ist der Schaden, den der Mensch sich selbst durch das Rauchen zufügt. Durch das Kondensat der Zigarette (Teer) wird die Bronchialreinigung überlastet und außerdem die Bronchialschleimhaut durch den Rauch gereizt. Die ständige Entzündung der Bronchien beeinträchtigt den Oberflächenschutz ihrer Schleimhaut, so daß eine Sensibilisierung leichter möglich ist. Ob Nahrungsmittelzusätze, Konservierungsstoffe, Farbstoffe u. a. direkt dafür verantwortlich zu machen sind, daß Allergien zunehmen, ist unklar. Zumindest erhöhen sie die Zahl der Allergene, gegen die der Mensch reagieren kann.

4. Konfliktsituationen: Unterdrückte Empfindungen (z. B. Wut, Ärger, Gereiztheit, Konflikte mit Angst-, Schuldgefühlen) scheinen die Schleimhautabwehr zu erniedrigen, so daß Allergene leichter sensibilisieren können.

> Es sind mehrere Faktoren, die einzeln oder in Verbindung miteinander für die Entstehung einer Allergie und die Zunahme der Allergien angeschuldigt werden wie Vererbung, Ernährung, Umweltfaktoren und Konfliktsituationen.

Die Ausprägung einer Nahrungsmittelallergie hängt von verschiedenen Faktoren ab. Sie wird beeinflußt von:

— der Menge des Nahrungsmittels
— der Häufigkeit des Verzehrs
— der allergisierenden Potenz des Nahrungsmittels
— dem körperlichen Zustand, z. B. gleichzeitig bestehendem Infekt
— der augenblicklichen seelischen Verfassung
— der Jahreszeit, z. B. bei Pollenallergikern

> Die Ausprägung einer Nahrungsmittelallergie ist z. B. abhängig von der Menge und Häufigkeit der Aufnahme des Nahrungsmittels, seiner Allergenpotenz, der körperlichen und seelischen Verfassung des Menschen, der Jahreszeit.

Allergiker sollten Speisen, vor denen sie sich ekeln, nicht essen. Es besteht die Möglichkeit, daß die Reaktionsschwelle gesenkt wird und eine Allergisierung stattfindet.

> Allergiker sollten nicht gezwungen werden, Speisen zu essen, vor denen sie sich ekeln.

Können Eltern frühzeitig erkennen, ob ihr Kind Allergiker ist und damit die Gefahr einer allergischen Erkrankung besteht?

Die Frühdiagnose der Allergie ist möglich. Ein hohes Immunglobulin E im Blutserum zeigt den Allergiker an. Für einen Suchtest auf Allergie empfiehlt es sich, beim Neugeborenen (im Serum des Nabelschnurblutes), mit vier Monaten und im Alter von 12 Monaten das IgE zu bestimmen. Die IgE-Bestimmung sollte dann in Erwägung gezogen werden, wenn ein Elternteil oder beide Elternteile Allergiker sind oder das Neugeborene bzw. der junge Säugling Milchschorf hat.

Die Veranlagung zu einer allergischen Erkrankung kann frühzeitig erkannt werden durch Bestimmung des Immunglobulin E-Spiegels beim Neugeborenen, mit vier Monaten und am Ende des ersten Lebensjahres.

Beachte: Ein erhöhter IgE-Spiegel im Serum des Nabelschnurblutes kann vorgetäuscht werden durch Vermischung von kindlichem und mütterlichem Blut. Dies ist zu erkennen, wenn gleichzeitig auch das Immunglobulin A mitbestimmt wird, das normalerweise im Blut des Neugeborenen nicht enthalten ist.

Ist es möglich, die Entwicklung einer IgE-vermittelten Allergie hinauszuzögern oder zu verhindern?

Die IgE-vermittelte Allergie ist wahrscheinlich zu verhindern oder zumindest hinauszuzögern durch allergenarme Ernährung und spannungsfreie Beziehung zwischen Mutter und Kind:

— Vermeidung von Allergenen in der Nahrung der Mutter und zwar konsequent in der Schwangerschaft und während der gesamten Stillperiode, d. h. kein Kuhmilch-, kein Hühnereieiweiß, drastische Reduktion im Verzehr von tierischem Eiweiß (s. Wie sieht die Ernährung des Neurodermitikers aus?). Selbstverständlich sind auch die Allergene, auf die die Mutter reagiert, unbedingt zu meiden. Schwangere und Stillende erhalten bei vorwiegend vegetarischer Ernährung zusätzlich Kalzium, 500 mg, zweimal täglich.

— Ernährung des Neugeborenen und Säuglings ausschließlich mit Muttermilch über sechs Monate (ungesüßter Tee ist erlaubt, Vitamin D_3 ist erforderlich, ab dem vierten Monat kann etwas selbst gepreßter Möhrensaft zugefüttert werden). Es ist darauf zu achten, daß keine Brustwarzensalbe verwendet wird, die Kuhmilcheiweiß enthält. Nach den sechs Monaten werden dem Säugling vorwiegend pflanzliche Produkte angeboten (s. Wie sieht die Ernährung des Neurodermitikers aus?), evtl. mit dem Zusatz von Eisen, wenn der Verdacht auf eine Eisenmangelanämie besteht. Kuhmilch und Hühnerei dürfen frühestens nach dem ersten Lebensjahr, besser noch nach dem zweiten zugefüttert werden.

Beachte: Ein Erfolg tritt nur dann ein, wenn Mutter und Kind sich hundertprozentig an die Ernährungsvorschriften halten. Das erfordert Konsequenz und Disziplin. Außerdem muß die Mutter geschult sein, damit sie und das Kind das Allergen nicht in versteckter Form zu sich nehmen. Merke: Das Immunsystem läßt sich nicht täuschen. Wichtig ist auch, daß die Mutter zu einer positiven inneren Einstellung zu dieser Art der Ernährung findet. Eine Aversion gegen die Diät führt zu Spannungen, die sich ungünstig auf das Kind auswirken können.

Allein durch allergenarme Ernährung ist eine IgE-vermittelte Allergie nicht hinauszuzögern oder zu verhindern. Entscheidend hinzukommen muß eine positive Mutter-Kindbeziehung, die dem Loslösungs- und Individuationsprozeß des Kindes gerecht wird.

> Die Ausbildung einer IgE-vermittelten Allergie kann hinausgezögert oder verhindert werden durch Stillen des Säuglings und allergenarme Ernährung der Mutter in der Schwangerschaft und Stillzeit. Nach dem Abstillen erhält der Säugling eine vorwiegend vegetarische Ernährung. Es reicht nicht, nur eine allergenarme Ernährung durchzuführen. Hinzukommen muß eine positive Mutter-Kindbeziehung, die dem Loslösungs- und Individuationsprozeß des Kindes Rechnung trägt.

Ergänzend seien wissenschaftliche Untersuchungen angeführt:

— Das ungeborene Kind kann bereits im Mutterleib sensibilisiert werden. IgE-Antikörper werden schon mit 13 Wochen in der Amnionflüssigkeit nachgewiesen. Da das IgE den Mutterkuchen (Placenta) nicht passiert, muß es kindlicher Herkunft sein.

— Nahrungsbestandteile, die die Mutter ißt, gelangen in den Kreislauf und somit auch in die Muttermilch. Säuglinge können damit durch die Muttermilch sensibilisiert werden.

— Eiklar (Hühnereieiweiß) ist in der Muttermilch nachweisbar, wenn die Mutter es in winzigen Konzentrationen von 10^{-6} bis 10^{-9} gegessen hat.

— Positive Befunde im Pricktest gegen Hühnereieiweiß, Kuhmilcheiweiß, Fischeiweiß werden bei brustmilchgefütterten Säuglingen gefunden, die diese Produkte niemals gegessen haben. Die Allergisierung muß über die Muttermilch erfolgt sein.

Wissenschaftliche Untersuchungen zeigen, daß das Ungeborene bereits mit 13 Wochen in der Lage ist, IgE zu bilden. Nahrungsbestandteile, die die Mutter ißt, auch geringste Mengen, lassen sich in der Muttermilch nachweisen. Über die Muttermilch kann der Säugling gegen ein Allergen sensibilisiert werden.

4. Kapitel
Einzelne Allergene

Einführung in das vierte Kapitel:

Für den Neurodermitiker sind Allergene in Speisen und Getränken von Bedeutung wie z. B. Fisch-, Hühnerei-, Kuhmilcheiweiß sowie Allergene, insbesondere im Getreide, Brot und in Backwaren. Allergene, die mit der Luft verbreitet werden, lösen sehr selten durch direkten Kontakt, Einatmen oder Verschlucken Hautsymptome aus. Sie rufen ungleich häufiger Schnupfen und asthmatische Beschwerden hervor. Inhalationsallergene wie Pollen, Hausstaub, Hausstaubmilbe, Schimmelpilze und Tierepithelien sind für Neurodermitiker von Interesse, die gleichzeitig an einem Asthma bronchiale oder an einem allergischen Schnupfen leiden.

Inhaltliche Übersicht:

Der Fischeiweiß-Allergiker reagiert auf einzelne oder mehrere Fischarten gleichzeitig. Bei hoher Sensibilisierung werden Eier von mit Fischmehl gefütterten Hühnern, Lebertran oder sogar Fischgeruch nicht vertragen.

Das Eiklar hat eine größere allergisierende Wirkung als Eigelb. Langgekochte Hühnereier besitzen weniger Allergenpotenz als kurzgekochte. Unter dem Begriff Lecithin können sich aus Eidotter hergestellte Substanzen verbergen.

Kuhmilcheiweiß enthält mehrere Allergene. Besteht eine Allergie gegen artspezifisches Kuhmilcheiweiß, werden andere Tiermilchen vertragen. Sind die krankmachenden Allergene hitzeempfindlich, wird ungekochte Milch nicht, gekochte dagegen toleriert. Vorsicht ist geboten, wenn Nahrungsmittel Casein enthalten.

Getreide wird hauptsächlich verwendet als Mehl, Grieß, Grütze, Schrot, Graupen. Getreide wird vielen Fertigprodukten zugesetzt.

Backwaren, die mit Backmitteln hergestellt werden, können neben α-Amylasen aus Pilzen, Bakterien und Malzmehlen noch weitere Bestandteile wie Gersten-, Guar-, Mais-, Quell-, Soja-, Weizenmalzmehl, Milchderivate, chemische Zusatzstoffe und Emulgatoren enthalten.

In einem Brot, das aus Getreidemehlen sowie Wasser und Salz mit Hilfe von Hefe bzw. Sauerteig hergestellt wird, sind bis zu 10 % Zusätze von Kartoffelstärkemehl, Trockenmilch und Maismehl erlaubt.

Die Pollenallergie kann mit einer Allergie gegen Nahrungsmittel verbunden sein. Der Frühjahrspollenallergiker, der auf frühblühende Bäume und Sträucher reagiert, verträgt häufig keinen Apfel, Pfirsich oder keine Kirsche. Die Unkräuterpollenallergie, speziell die von Wegerich und Gemeinem Beifuß, ist manchmal gekoppelt mit einer Unverträglichkeit von Gewürzen und Kräutern.

Der Hausstauballergiker hat Beschwerden, wenn Staub aufgewirbelt wird. Der Hausstaubmilbenallergiker erkrankt vor allem im Herbst zur Zeit der Milbenvermehrung. Er klagt vor allem im Bett über Symptome.

Das Schimmelpilzallergen wird eingeatmet oder gelangt über schimmelpilzhaltige Produkte wie Nahrungsmittel, Medikamente, Zahnreinigungsmittel, Seifen, Waschmittel, Kosmetika, Desodorantien in den Körper.

Der Tierhaarallergiker reagiert auch auf Hautschuppen, Speichel, Urin, Exkremente der Tiere. Eine Tierhaarallergie ist schwer festzustellen, wenn täglich Tierkontakt besteht oder erst Stunden nach Allergenkontakt Symptome eintreten.

Fischeiweiß

Das Allergen ist ein artspezifisches Muskeleiweiß. 40 % der Fischallergiker reagieren nur auf eine einzelne Fischart, 60 % dagegen auf mehrere Fischarten gleichzeitig. Reaktionen werden ausgelöst durch rohen oder gekochten Fisch. Hoch Sensibilisierte bekommen schon Symptome, wenn sie Fisch anfassen, riechen oder Eier von mit Fischmehl gefütterten Hühnern verzehren. Der Fischeiweißallergiker kann auf Lebertran reagieren.

Das Allergen im Fisch ist artspezifisch. Fischallergiker reagieren nur auf eine oder mehrere Fischarten, auf gekochten oder rohen Fisch, auf Fischgeruch, wenn sie Fisch anfassen oder Produkte verzehren, in denen Fischeiweißbestandteile vorhanden sind. z. B. Lebertran, Hühnerei (von mit Fischmehl gefütterten Hühnern).

Hühnereieiweiß

Im Hühnereiklar und Dotter liegen mindestens zwei allergene Einzelfraktionen vor, von denen eine beiden Eibestandteilen gemeinsam ist. Dieser gemeinsame Allergenkern ist hitzeunbeständig. Seine Allergenpotenz fällt durch Kochen auf 40 % ab. Eiallergiker, die gegen diesen Allergenkern reagieren, vertragen eher lang gekochte Eier. Die Allergenpotenz von Eiklar ist stärker als die von Eigelb. Bei einer Eiklarsensibilisierung wird auch häufig Hühnerfleisch (Truthahn) nicht vertragen.

Hühnereieiweiß ist enthalten in:
Aufläufen, Backwaren (Keks, Kuchen, Teigwaren, Torten, Waffeln, Zwieback), Fertigsaucen, Ketchup, Mayonnaise, panierten Nahrungsmitteln (z. B. Schnitzel), Pudding, Salat mit Ei, Suppen. Vorsicht ist geboten bei Produkten, die Lecithin enthalten: Lecithin — aus Eidotter (oder Ölsamen) hergestellte Substanz.

Reagiert der Hühnereieiweißallergiker gegen den hitzeempfindlichen Allergenkern, verträgt er wahrscheinlich lang gekochte Hühnereier. Die allergene Potenz von Eiklar ist größer als die von Eigelb. Eiklarallergiker sollten Hühnerfleisch nicht verzehren. Lecithin wird als Name für aus Eidotter hergestellten Substanzen benutzt.

Merke: Ein Hühnereieiweißallergiker sollte kein Eishampoo verwenden.

Es enthält mehrere Einzelallergene. Eine Sensibilisierung gegen mehrere Allergene gleichzeitig ist häufiger als gegen ein Allergen.

Casein und ß-Lactoglobulin werden in der Brustdrüse gebildet und haben keinen Bezug zu den Muskeleiweißen des Rindes. Rindfleisch wird deshalb bei einer Allergie gegen Casein und ß-Lactoglobulin vertragen.

Der α-Lactoglobulin-Komplex und der Lactalbumin-Komplex sind artspezifisch. Ein Ekzematiker, der auf diese Komplexe allergisch reagiert, kann andere Tiermilchen, z. B. Ziegenmilch, trinken, ohne zu erkranken.

Das Albumin und γ-Globulin sind hitzeempfindlich. Sind sie die krankmachenden Allergene, so wird ungekochte Milch nicht, gekochte Milch dagegen toleriert.

Kuhmilcheiweiß ist enthalten in:
Brot, Fertigprodukten (Fleisch-, Gemüsekonserven, Saucen, Teigwaren), Käse, Kuchen, Keksen, Zwieback, Margarine, Pudding, Speiseeis, Süßigkeiten (Milchschokolade, Karamel, Sahnebonbons), Bioghurt, Joghurt, Würsten.

Vorsicht ist auch geboten bei Produkten, die Casein enthalten. Es wird als Nahrungsstoff und Bindemittel für Holzleime, Anstrichfarben, Appreturmittel verwendet.

Milchabkömmlinge können auch Bestandteil der Brustwarzensalbe sein, die Frauen nach dem Stillen benutzen. Die Salbe darf beim Stillen milchallergischer Säuglinge nicht verwendet werden.

Kuhmilcheiweiß enthält mehrere Einzelallergene, die z. T. artspezifisch und hitzeunbeständig sind. Dies erklärt, weshalb manche Kuhmilchallergiker andere Tiermilchen oder gekochte Milch vertragen. Kuhmilcheiweiß ist in vielen Nahrungsmitteln in versteckter Form enthalten. Casein ist ein Milcheiweißbestandteil.

Getreide (Gerste, Hafer, Roggen, Weizen)

Getreide wird hauptsächlich verwendet als:

Mehl: feinkörnige bis pulvrige Produkte durch Zermahlen von Getreidekörnern (Gerste, Hafer, Roggen, Weizen), bei niedrigem Ausmahlungsgrad feines Pulver, besteht vorwiegend aus Stärke; bei hohem Ausmahlungsgrad körnig, enthält auch die eiweißhaltige Aleuronschicht der Getreidekörner.

Schrot: grob zerkleinerte Körnerfrüchte, Backschrot, z. B. Weizen-, Roggenschrot, enthält die wertvollen Bestandteile des ungeschälten Kornes.

Grieß: meist aus Weizen, aber auch aus Gerste und Hafer hergestelltes Mahlprodukt mit verschiedenen Korngrößen (grob, mittel, fein).

Grütze: enthülste, grob bis fein gemahlene Getreidekörner (Hafer, Hirse, Gerste)

Graupen: geschälte, geschliffene und polierte Gersten-, seltener Weizenkörner

Getreideprodukte sind enthalten in:
Backwaren (Brot, Gebäck, Torten, Zwieback), in Teigwaren (Makkaroni, Nudeln, Spaghetti), Fertiggerichten, panierten Speisen (Fisch, Fleisch), Wurstwaren (denen Getreide zugesetzt wurde), industriell gefertigten Produkten wie Suppen, Saucen, Kartoffelgerichten, Desserts, Süßwaren.

Getreide wird verwendet als Mehl, Grieß, Grütze, Schrot, Graupen. Es ist vielen Fertigprodukten zugesetzt.

Backwaren

Getreidekörner werden heute mit Maschinen geerntet und sofort verarbeitet. Das Getreide wird nicht mehr gelagert, es fehlt den Mehlen die α-Amylase. Backwaren aus diesem Mehl sind minderwertig. α-Amylase kann gewonnen werden mit Hilfe von Pilzen (Aspergillus oryzae), Bakterien (Bacillus subtilis) und Getreide (gemälztem Weizen und Gerstenmalz). Je nach Verwendung werden aus den letztgenannten Substanzen Mischungen hergestellt, die als Backmittel den Mehlen zugesetzt werden und damit eine bessere Verarbeitung garantieren.

Backwaren, die mit Backmittel hergestellt werden, können enthalten:

— α-Amylasen	(von Pilzen, Bakterien, Malzmehl)
— Mehle:	Farbmalzmehl, Gerstenmehl, Guarmehl, Quellmehl (ungesäuert), 50% Weizen-, 50 % Maismehl oder andere Mischungen, Sojamehl, Sojamehl geröstet, Sojalecithin (ca. 35 % Sojaöl), Sojaprotein, Weizenmalzmehl, Weizenprotein (Trockenkleber), Weizenquellmehl, Weizenstärke.
— Milchabkömmlinge:	Buttermilchpulver, Fettpulver (milchhaltig), Gärungsmilchsäure, milchsaures Quellmehl, Molkenpulver (Sauer-, Süßmolkenpulver).
— Chemische Zusatzstoffe:	Aminosäureverbindungen, Aromastoffe, Ascorbinsäure, Kalziumazetat, Kalziumkarbonat, Kalziumphosphat, Kalziumpropionat, Kalziumsulfat, Dextrose, Diacethylweinsäureester, Karamelpulver, Kreide, Nahrungsmittelfarbstoff (Kulör), Natriumazetat, Natriumkarbonat, Saccharose, saures Kalziumphosphat, Trikalziumphosphat, Zitronensäure.
— Emulgatoren:	Monoglyceride und Diglyceride von Speisefettsäuren, Lecithin, Emulgator DAWE, Emulgator E 472 c — CSL

> Mehl aus Getreidekörnern, die maschinell geerntet und sofort verarbeitet werden, fehlt α-Amylase. Deshalb werden dem Mehl Backmittel zugesetzt, um die Herstellung von Backwaren zu erleichtern. Backmittel können neben α-Amylasen aus Pilzen, Bakterien und Getreide noch enthalten:
> Mehle (Gersten-, Guar-, Mais-, Quell-, Soja-, Weizenmalzmehl), Milchderivate, chemische Zusatzstoffe und Emulgatoren.

Brot

Brot wird aus Getreidemehlen, Wasser und Salz mit Hilfe von Triebmitteln (Hefe, Sauerteig) hergestellt. Nach dem Kneten erfolgt die Teigbildung durch stärke- und eiweißspaltende Enzyme bzw. Gärungsenzyme der Hefe sowie durch Quellung verschiedener Zucker und Stärke. Die Teiglockerung wird durch Hefe und Sauerteig bewirkt. Die Sauerteiggärung wird erzielt durch Milchsäurebakterien und Essigsäurebildner. Nach dem Brotgesetz sind bis zu 10 % Zusätze von Kartoffelstärkemehl, Trockenmilch und Maismehl zulässig.

Brot wird aus Getreidemehlen mit Wasser, Salz, Hefe oder Sauerteig hergestellt. Bis zu 10 % Zusätze von Kartoffelstärkemehl, Trockenmilch und Maismehl sind zulässig.

Pollen

Das Pollenallergen gelangt durch direkten Hautkontakt oder durch Einatmen mit Verschlucken in den Körper. Dabei saugt sich der Pollen voll mit Flüssigkeit, quillt und platzt. Jetzt werden die meisten Allergene frei. Allergene werden aber auch bereits bei Hautkontakt freigesetzt, da sich in der Pollenwand Allergene befinden, die bei der Berührung nach außen dringen. Pollen können auch beim Verzehr von Honig in den Körper gelangen.

> Das Pollenallergen gelangt durch direkten Hautkontakt oder durch Einatmen mit Verschlucken in den Körper. Da Honig Pollen enthält, nimmt der Mensch beim Genuß von Honig Pollen zu sich.

Der Pollen ist die männliche Keimzelle einer Pflanze. Der Pollenflug beginnt gegen 4.00 bis 5.00 Uhr morgens. Die höchste Konzentration an Pollen liegt bei trockenem, sonnigem Wetter zur Zeit der höchsten Turbulenz in der Luft — also mittags, nachmittags. Bei sehr heißem Wetter können sich die Pollen mittags auch sehr hoch in der Luft befinden (dann bestehen kaum Beschwerden). Die Symptome des Patienten treten in diesem Fall häufig erst abends auf, wenn bei Abkühlung der Pollen niederschwebt. Der Roggenpollen ist besonders klein und leicht. Er vermag deshalb ca. 300 km weit zu fliegen. Eine Roggenähre setzt etwa 4 Millionen Pollen frei. Der Pollen von Mais ist dagegen relativ groß und schwer. Er fliegt nicht sehr weit. Die Gefahr einer Allergisierung ist dementsprechend gering.

> Der Pollen ist die männliche Keimzelle einer Pflanze. Pflanzen, die durch Wind bestäubt werden, verursachen Pollenallergien. Der Pollenflug ist abhängig von der Wetterlage und der Größe bzw. dem Gewicht des Pollens.

Beschwerden im Frühjahr deuten auf eine Allergie gegen frühblühende Bäume und Sträucher hin. In der Zeit von Februar bis April blühen Haselnuß, Erle, Weide, Ulme, Pappel, Birke, Buche.

Die Pollenallergie gegen frühblühende Bäume und Sträucher ist häufig verbunden mit einer Allergie gegen Nahrungsmittel wie Apfel, Birne, Kirsche, Pfirsich, Johannisbeere, Stachelbeere, Trauben. Vorsicht ist auch geboten bei Genuß von Karotten, Kartoffeln, Kakao, Mohn, Nüssen. Die Patienten verspüren häufig ein kitzelndes Gefühl in der Mundhöhle nach Verzehr der oben genannten Nahrungsmittel.

> Verstärkte Beschwerden von Februar bis April können auf einer Allergie gegen Hasel, Weide, Ulme, Pappel, Birke, Buche beruhen. Die Patienten spüren häufig ein Kitzeln in der Mundhöhle nach Verzehr von Apfel, Kirsche, Pfirsich u. a.

Symptome von Mai bis Juli (August, September) werden meist durch eine Gräser-, Roggenpollenallergie hervorgerufen. Die Beschwerden setzen besonders dann ein, wenn der weiße Pappelsamen (der keine Allergie verursacht) fliegt. Beschwerden können auftreten, wenn der Rasen gemäht wird (intensiver Geruch) oder der Patient sich in das Gras (oder Heu) legt.

> Beschwerden im Mai bis Juli deuten auf eine Gräser-, Roggenpollenallergie hin. Symptome können auch eintreten, wenn der Rasen gemäht wird oder der Patient sich in das Gras (oder Heu) legt.

Krankheitszeichen im August bis September lassen an eine Allergie gegen Unkräuter, insbesondere gegen Wegerich und Gemeinen Beifuß denken. Die Allergie gegen Unkräuter ist bei manchem verbunden mit einer Allergie, insbesondere gegen Kräuter und Gewürze u. a. wie Anis, Curry, Dill, Fenchel, Karotte, Kartoffel, Knoblauch, Koriander, Kümmel, Lorbeer, Muskat, Orange, Paprika, Petersilie, Pfeffer, Porree, Schnittlauch, Sellerie, Senf, Zimt, Zitrone, Zwiebel.

> Beschwerden im August bis September können auf einer Allergie, insbesondere gegen Wegerich und Gemeinen Beifuß beruhen. Die Allergie ist häufig mit einer Unverträglichkeit gegen Kräuter und Gewürze verbunden.

Im Vergleich zum mitteleuropäischen Tiefland blühen Pflanzen im Süden früher, im Norden und im Hochgebirge später. Der Unterschied kann 1 bis 2 Monate betragen.

> Im Süden blühen Pflanzen 1 bis 2 Monate früher, im Norden und Hochgebirge später als im mitteleuropäischen Tiefland.

Maßnahmen bei der Pollenallergie

— Das Schlafzimmerfenster um 3.00 Uhr schließen, da sonst Pollen eindringen.

— Bei starkem Pollenflug (sonnigem Wetter) mehr im Hause aufhalten. Im Freien die Haut abdeckende Kleidung tragen.

— Bei der Urlaubsplanung den Pollenflug berücksichtigen. Dabei sind geographische Unterschiede zu beachten. Frühjahrspollenallergiker dürfen z. B. nicht im Mai—Juni in das Hochgebirge fahren.

— Versuch, Allergenkontakt zu meiden. Bei Gräser- und Roggenpollenallergie:

  — den Rasen kurz halten
  — nicht selbst den Rasen mähen
  — nicht in das Gras legen
  — keine Spaziergänge zwischen Kornfeldern bei Pollenflug
  — Tiere, die Gräserstreu oder Heufutter gebrauchen, nicht selbst versorgen
  — Seegrasmatratze, falls vorhanden, austauschen.

— Bei Frühjahrspollenallergie Apfel, Birne, Kirsche, Pfirsich u. a. meiden, falls die Produkte bei Verzehr Juckreiz im Mund auslösen.

— Unkräuterpollenallergiker sollten Gewürze und Kräuter beim Kochen nicht verwenden, falls allergische Reaktionen ausgelöst werden.

— Pollenallergiker meiden Honig (enthält Pollen).

— In der Blühsaison evtl. medikamentös vorbeugen.

— Psychische Streßsituationen vermeiden, da dadurch die Reaktionsschwelle auf das Pollenallergen gesenkt wird. Eine entspannte Reaktionslage ist anzustreben.

Verhaltensmaßnahmen bei Pollenallergie zielen darauf ab, den Allergenkontakt zu meiden bzw. gering zu halten, medikamentös evtl. vorzubeugen und eine entspannte Reaktionslage zu bewahren.

Hausstaub, Hausstaubmilben

Wir sind zwar ständig von Staub umgeben, aber dieser Staub macht nicht ständig krank. Es sind vielmehr die „Staubexplosionen" bzw. der Kontakt mit viel Staub, der Symptome hervorruft. Ein Stauballergiker hat beim Insbettgehen und Aufstehen Beschwerden, weil durch das An- und Auskleiden und das Zurückschlagen der Bettdecke viel Staub aufgewirbelt wird.

> Staub macht nicht ständig krank. Es sind vielmehr die Staubexplosionen, die Symptome hervorrufen.

Staub setzt sich aus den verschiedensten Teilchen zusammen:
Asseln, Bettfedern, Fasern von Pflanzen, Flohlarven, Hautschuppen des Menschen, Holzteilchen, Kakerlaken, Milben, Schimmelpilzen, Silberfischchen, Staubläusen, Tierschuppen u. a.

> Staub stellt kein einheitliches Allergen dar, es setzt sich aus vielen Bestandteilen zusammen.

Die Hausstaubmilben sind ein aggressives Allergen im Staub. Die höchste Zahl von Milben befindet sich im Bettenstaub, ca. 12 Milben/1 g Staub. Der Reihenfolge nach folgen Milben im Staub von Polstermöbeln, des Schlafzimmers, des Wohnzimmers. Die größte Zahl der Milben lebt an Kopf- und Fußenden der Betten, insbesondere in Umgebung der Nähte und Knöpfe, bis zu einer Tiefe von 1,2 cm.

> Milben finden sich besonders im Bettenstaub.

Hausstaubmilben ernähren sich von menschlichen Hautschuppen. Diese sind aber zu fettreich, als daß sie direkt der Milbe als Nahrung dienen können. Die Hautschuppe muß zuerst von Schimmelpilzen befallen werden, die das Fett abbauen. Erst dann werden Schimmelpilz und Hautschuppe von der Milbe aufgenommen.

> Hausstaubmilben ernähren sich von menschlichen Hautschuppen, die zuvor von Schimmelpilzen befallen werden.

Es gibt mehrere Milbenarten. Milben leben nur in Betten, in denen Menschen schlafen. Die Milben sind nicht nur auf die menschlichen Hautschuppen angewiesen, sondern auch auf das feuchtwarme Klima, das der menschliche Körper erzeugt. Wird das Bett mit der Bettdecke morgens nach dem Aufstehen wieder zugedeckt, so herrscht in dem Bett noch für ca. 8 Stunden ein optimales Klima für die Milben.

> Hausstaubmilben finden sich nur in Betten, in denen Menschen schlafen.

Der Hausstaub- und Hausstaubmilbenallergiker hat ganzjährig Beschwerden mit einem Höhepunkt im August—Oktober, z. Z. der Milbenvermehrung. Er hat Beschwerden vorzugsweise in der Wohnung, in älteren Häusern, beim Insbettgehen und Aufstehen, im Schlafzimmer, bei der Hausarbeit, beim Hantieren mit alten Büchern oder wenn sich Vögel, die viel Staub aufwirbeln, in der Wohnung befinden.

Der Hausstaub-, Hausstaubmilbenallergiker hat ganzjährig Beschwerden mit einem Maximum im Herbst zur Zeit der Milbenvermehrung. Symptome werden ausgelöst in Situationen, in denen Staub aufgewirbelt wird.

Auf eine Besonderheit sei hingewiesen:
Bei manchen Kindern wird ein Ekzem ausgelöst, typischerweise nur an den Händen, wenn sie im Sandkasten spielen. Sand besteht aus Lockergestein, Mineralkörnern (häufig Quarz). Die Patienten können dagegen reagieren, oder es sind Verunreinigungen des Sandes, vorwiegend durch tierische Stoffe (Exkremente), die eine Reaktion hervorrufen. Ist der Sand feucht, kann die Haut auch austrocknen (sog. Exsikkationsekzem).

Ein Ekzem kann durch Sand selbst, seine Verunreinigungen oder durch seine austrocknende Wirkung verursacht werden.

Was ist zu tun bei einer Hausstaub-, Hausstaubmilbenallergie?

Schlafzimmer:

— glatte Wandflächen und Böden, da sie weniger Staub binden
— Risse und Fugen verputzen, da sich in ihnen der Staub sammelt
— keine Staubfänger im Schlafzimmer belassen: Gardinen und Vorhänge entfernen, keine Polstermöbel und Teppiche, Kleider vor dem Schlafzimmer ablegen und aufbewahren
— dünne Matratzen (8 bis 10 cm) aus Kapok (Kapok ist Faserwolle des Kapokbaumes) oder Schaumgummi. Da die dünne Matratze relativ leicht ist, kann sie gut gelüftet werden (der Sonne aussetzen). Auf die Matratze sollten Baumwolltücher gelegt werden, um die Ventilation zu erhöhen.
— in Bezüge aus Baumwolle Baumwolltücher einziehen.

Tagsüber Betten lüften, Tücher häufig waschen. Zu meiden sind Roßhaarkissen, Roßhaarschoner, Roßhaarmatratzen, Seegrasmatratzen, Daunen- und Federbetten, Schafwoll-, Kamelhaardecken und Tierfelle.

> Das Schlafzimmer dient nur noch als Schlafzimmer. Es sollte spartanisch eingerichtet sein.

Wohnung:

— Materialien der Wohnung dürfen sich nicht elektrostatisch aufladen:
  — geeignet für den Anstrich sind Kalk- und Kreidefarben evtl. unter Zusatz von Pigmenten in Form von Erd- und Pflanzenfarben
  — Stoffe, die Staub binden und sich elektrisch aufladen (Lacke, versiegeltes Holz, synthetische Boden-/Wandmaterialien), können mit natürlichen Wachsen und Ölen behandelt werden. Das verhindert die Aufladung.
— Holzstauballergien sind möglich, wenn das Holz Phenol, Flavon, Chinon, Saponin, Tannin, Terpen, Taxin enthält.
— keine Fell- oder Federtiere in der Wohnung halten
— gute Lüftung (zweimaliger Luftaustausch/Std.). Wärmedämmung mindert den Luftaustausch und erhöht den Gehalt an Staub und Krankheitskeimen in der Raumluft
— optimales Raumklima (ca. 50 % relative Luftfeuchte und 18° Celsius Raumtemperatur, im Schlafzimmer 14—15 °C)
— Heizung: z. B. Strahlungsheizungen (Kachelofen, Wandflächenheizung). Der Staub sollte durch die Heizung nicht in der Schwebe gehalten werden (Fußbodenheizung)
— Reinigung: häufig feucht wischen. Staubtücher dürfen sich nicht elektrostatisch aufladen. Staubsauger verwenden, die auch den Feinstaub filtern oder den Staub direkt in das Freie leiten. Staubsaugen und Bettenmachen nicht in Gegenwart des Patienten durchführen
— Staubfänger reduzieren, z. B. Bücher hinter Glas aufbewahren.

> Bei der Hausstauballergie sind im Wohnbereich Staubfänger zu beseitigen. Materialien der Wohnung dürfen sich nicht elektrostatisch aufladen. Auf gute Raumlüftung und ein optimales Raumklima ist zu achten. Bei der Reinigung darf nicht zuviel Staub aufgewirbelt werden. Keine Fell- und Federtiere in der Wohnung halten.

Urlaub:
Dem Hausstaubmilbenallergiker ist ein Urlaub im Hochgebirge zu empfehlen, da in einer Höhe von über 1200 Metern die Milben nicht lebensfähig sind.

> Der Hausstaubmilbenallergiker verbringt seinen Urlaub im Hochgebirge.

Die Hausstaubmilbenbelastung in der Umgebung des Allergikers kann durch einen einfachen Farbtest gemessen werden (Acarex-Test®). Damit ist es auch möglich, Sanierungsmaßnahmen auf ihre Effektivität zu prüfen.

Eine Hausstaubmilbenbelastung vor und nach Sanierung kann mit Hilfe eines einfachen Farbtests gemessen werden.

Schimmelpilze

Es gibt ca. 250.000 Pilzarten. Die meisten Schimmelpilze ernähren sich von Pflanzen, Tieren und verdorbenen Sachen. Pilzsporen dienen der Verbreitung der Pilze. Einige Pilze schleudern ihre Sporen aus einem Schlauch in die Luft. Andere haben einen Fruchtkörper, aus dem die Spore bei Erschütterung in die Luft gerät und mit der Luftströmung, Nebeltröpfchen oder Insekten verbreitet wird.

Je nach Freisetzung der Sporen und den Bedingungen des Sporentransportes sind typische Verläufe des Sporenfluges bekannt:
— maximaler Sporengehalt in der Luft mittags (z. B. Cladosporium)
— maximaler Sporengehalt abends, nachts, frühmorgens (z. B. Sporobolomyces)

Pilze gedeihen besonders gut bei einer 80 %igen Luftfeuchtigkeit und einer Temperatur von 20° Celsius. Bei feucht-warmem Wetter finden sich deshalb viele Sporen in der Luft.

> Schimmelpilze ernähren sich von Pflanzen, Tieren, verdorbenen Sachen. Je nach Freisetzung der Spore und den Transportbedingungen variiert der Sporenflug. Pilze gedeihen besonders gut bei feucht-warmem Wetter.

Die allergisierende Fähigkeit von Schimmelpilzsporen ist gering. Eine isolierte Schimmelpilzallergie ist daher selten. Zumeist bedienen sich Schimmelpilze eines Schleppers, um ihre allergene Wirkung zu entfalten — erst wenn eine Pollen- oder Staubsensibilisierung stattgefunden hat, findet man häufiger auch eine Sensibilisierung gegen Schimmelpilze. Nicht die Schimmelpilzspore in ihrer Gesamtheit löst die Allergie aus, sondern bereits einzelne Bestandteile der Spore (Schimmelpilzallergen). Dies erklärt auch, daß nach Genuß von Nahrungsmitteln, die augenscheinlich nicht verschimmelt sind, Beschwerden auftreten können.

> Eine isolierte Schimmelpilzallergie ist selten, meist tritt sie im Gefolge anderer Allergien auf. Bestandteile der Pilzspore können eine Allergie auslösen. Dies erklärt, warum nach Genuß augenscheinlich nicht verschimmelter Nahrungsmittel Beschwerden hervorgerufen werden können.

Von Bedeutung sind die folgenden Schimmelpilze:

Alternaria:	Schwärzepilz auf Pflanzen, Getreide Vorkommen: Mai—November
Aspergillus:	oft grünlich, an Gebäuden, gelangt vom Fenster über den Wind in die Wohnung
Botrytis:	bewirkt die Edelfäule in Weinen
Cladosporium:	grün, auf Gräsern, Sträuchern, Getreide, Mai—November
Fusarium:	Bodenpilz, im Frühjahr
Helminthosporium:	verursacht die Blattfleckenkrankheit der Gerste, Juni—September
Mucor:	in Tierställen, feuchten Wohnungen
Penicillium:	auf Zellulose (Obst, Gemüse), notatum: Antibiotikumbildner
Rhizopus:	im Erdboden, Staub

Serpula lacrimans:	Hausschwamm, auf Holz
Trichophyton:	im Tierstall, Schwimmbad
Penicilliumarten:	Zahnreinigungsmittel, Zahnpasten, Mundwässer enthalten Proteasen des Pilzes
Aspergillus-Fusariumarten:	liefern Proteasen für biologisch aktive Waschmittel
Fusarium-, Penicillium-, Saccharomyces-, Sporobolomyces-Arten:	sie werden zur Synthese von Vitaminen, vor allem Vitamin B_{12}, Ergosterin, Ribloflavin, L-Ascorbinsäure, Beta-Carotin (Provitamin A) benutzt

---

Schimmelpilze kommen in der Natur vor. Sie werden auch zur Herstellung der verschiedensten Produkte benutzt. Die Pilzspore kann eingeatmet werden, oder sie bzw. Stoffwechselprodukte der Schimmelpilze gelangen über Nahrungsmittel, Medikamente, Vitamine u. a. in den Körper. Von Bedeutung sind die folgenden Schimmelpilze: Alternaria, Aspergillus, Botrytis, Cladosporium, Fusarium, Helminthosporium, Mucor, Penicillium, Rhizopus, Serpula lacrimans, Trichophyton.

An eine Schimmelpilzallergie muß gedacht werden:

— bei saisonal abhängigen Beschwerden. Typischerweise hinkt die Schimmelpilzsaison der Gräserblüte nach (August, September) oder geht ihr voraus (Februar, März).
— Symptome bei feuchtem Wetter
— Reaktionen bei Aufenthalt in waldreichen Zonen, sumpfigen Gebieten, feuchten Niederungen
— Beschwerden in mit Holz verschalten Räumen, bei Stockflecken an der Wand, in Zimmern mit Klimaanlagen, Luftbefeuchtern, in Naßräumen wie Dusch-, Badezimmer, Wäsche-, Trockenkeller, in Tierställen, Zoo, Archiven, Gewächshäusern
— bei Kontakt mit nach Schimmel riechenden Polstermöbeln und Matratzen
— nach Genuß von mit Pilzen verunreinigten Nahrungsmitteln wie Gemüse, Getreide, Nüsse, Obst, Trockenfrüchte
— nach Aufnahme von Alkohol, Bier, Sekt, Wein, nach Essig, Fertigsoßen, Gewürzen, Hefe, Käse, Sauerkraut
— nach Genuß von Nahrungsmitteln, denen zur Aufschlüsselung Schimmelpilze, Schimmelpilzenzyme zugesetzt wurden und die das Allergen versteckt, d. h. nicht erkennbar enthalten
— nach Anwendung von Zahnreinigungsmitteln
— nach Einnahme von Medikamenten, z. B. Penicillin, enzymhaltiger Magen-Darm-Mittel, bestimmter Vitamine
— nach Benutzung von Seifen, Waschmitteln, Kosmetika, Desodorantien, die unter Mitwirkung von Schimmelpilzen (Enzymen, Duftstoffen, Aromen) hergestellt wurden
— nach Kontakt mit biologisch aktiven Waschmitteln

An eine Schimmelpilzallergie muß gedacht werden, wenn Symptome saisonal verstärkt auftreten, besonders bei feuchtem Wetter, bei Aufenthalt in feuchten Gebieten und Naßräumen, in Räumen mit Klimaanlagen, Luftbefeuchtern, verschalten Wänden oder Stockflecken auf der Tapete, nach Genuß schimmelpilzhaltiger Nahrungsmittel oder Produkten, die mit Hilfe von Schimmelpilzen gefertigt wurden, nach Einnahme von Medikamenten, Anwendung von Zahnreinigungsmitteln, Seifen, Waschmitteln, Kosmetika, Desodorantien.

Versuch der Allergenkarenz durch:

— Aufenthalt in Feuchtzonen meiden
— das Haus gut lüften, Stockflecken entfernen, Fensterbänke reinigen, Klimaanlagen, vor allem die Schächte säubern, keine Luftbefeuchter benutzen, keine Zimmerpflanzen in der Wohnung halten. Ist das Haus stark von Schimmelpilzen befallen, hilft nur Wohnungswechsel
— Tierställe, Zoo nicht betreten
— keine Gartenarbeit verrichten, nicht in Gewächshäusern arbeiten
— verpilzte Polstermöbel und Matratzen entfernen
— Gemüse und Obst gut abspülen, im Kühlschrank lagern, Getreide sorgfältig reinigen; Produkte, die Schimmel enthalten, nicht essen
— kein Alkohol, Bier, Sekt, Wein, Essig, keine Fertigsoße, Gewürze, Hefe, kein Käse, Sauerkraut essen bzw. trinken
— naturreine Nahrungsprodukte verwenden (sie sind nicht durch Zusatz von Schimmelpilzprodukten aufgeschlüsselt)
— Anwendung von Zahnreinigungsmitteln, bestimmten Medikamenten, Seifen, Waschmitteln, Kosmetika, Desodorantien meiden, falls möglich
— Vorsicht bei Kontakt mit biologisch aktivem Waschmittel, evtl. Handschuhe, Mundschutz tragen

---

Maßnahmen bei einer Schimmelpilzallergie zielen darauf hinaus, das Allergen zu meiden. Neben einer rein mechanischen Entfernung des Schimmelpilzes soll die Aufnahme durch Einatmen bzw. durch Essen und Trinken von mit Schimmelpilzen verunreinigter oder mit Schimmelpilzprodukten hergestellter Nahrung verhindert werden. Auch Hautkontakt ist zu meiden.

Es sind besonders Fell- oder Federtiere, wie z. B. Goldhamster, Hase, Hund, Kaninchen, Katze, Kuh, Pferd, Schwein, Vogel, die bei Sensibilisierten Symptome auslösen können. Die Ekzemreaktion (aber auch allergischer Schnupfen und Husten) wird durch direkten und indirekten Kontakt mit Haar, Hautschuppe, Speichel, Urin oder Exkrement hervorgerufen.

Haar, Hautschuppe, Speichel, Urin, Exkrement von Fell- und Federtieren können bei direktem oder indirektem Kontakt eine Ekzemreaktion herbeiführen.

Viele Patienten wissen nicht, daß sie gegen ein Tier allergisch sind, vor allem dann nicht, wenn die Betreffenden täglich Tierkontakt pflegen oder wenn erst Stunden nach Tierkontakt allergische Symptome sichtbar werden. Ob Symptome ausgelöst werden, ist zum Teil auch abhängig von der Intensität des Tierkontakts und dem Grad der Sensibilisierung des Menschen:

— die Ekzemreaktion tritt nur ein, wenn das Tier stark haart, während der Patient sonst gar nichts verspürt.
— bei hoch allergischen Patienten reicht der geringste Allergenkontakt, um eine allergische Reaktion in Gang zu setzen (Beispiel: wenn ein hoch sensibilisierter Pferdehaarallergiker mit einem Menschen zusammentrifft, der gerade vom Reiten kommt)

Eine Tierhaarallergie ist schwer festzustellen, wenn täglich Tierkontakt gepflegt wird oder wenn der Patient erst Stunden nach Allergenkontakt reagiert. Die Reaktion ist abhängig von der Intensität des Kontakts und dem Grad der Sensibilisierung.

Maßregeln bei der Tierepithelienallergie

— Ist eine Tierepithelienallergie bewiesen, so sollte das Tier abgeschafft werden. Die gesamte Wohnung ist zu reinigen und zu lüften. Es ist nicht einfach, ein Tier abzuschaffen, wenn man es liebgewonnen hat. Es muß daher genau bedacht und abgewogen werden, ob durch den Verlust des Tieres nicht starke Probleme (Spannungen) auftreten. Sie können u. U. zu einer viel stärkeren Ekzemverschlechterung führen als die Allergie. Ist es nicht möglich, das Tier abzuschaffen, sollte versucht werden, das Tier außerhalb der Wohnung zu halten. Der direkte Tierkontakt ist zu meiden. Der Ekzematiker darf das Tier nicht füttern, pflegen, den Stall nicht säubern.

— Kontakt mit tierischen Produkten findet auch über Federn in Oberbetten und Kopfkissen bzw. über Roßhaar in Kissen, Matratzen, als Matratzenschoner statt. Es ist vor allem der mikroskopisch feine Abrieb der Produkte, der durch die Poren der Umhüllungen dringt oder im Staub enthalten ist und so mit dem Allergiker in Kontakt kommt. Das Roßhaar sollte aus dem Bett entfernt werden. Federn sind durch Baumwolltücher zu ersetzen. Das Gleiche gilt für die elterlichen Betten, falls die Kinder zeitweilig in den Betten der Eltern schlafen.

— Der Neurodermitiker verträgt keine tierische Wolle auf der Haut. Er sollte deshalb ganz in Baumwolle (nicht nur auf der Haut) gekleidet sein. Personen der Umgebung, die den Neurodermitiker an sich drücken, müssen ebenfalls Baumwollkleidung tragen.

— Zu beachten ist auch, daß Auslegeware z. T. aus tierischer Wolle besteht. Teppiche enthalten häufig Ziegenhaar oder Haare von anderen Tieren. Manche Ekzempatienten vertragen kein Leder (Kleidung, Couch, Sessel) oder keine Tierfelle (auf der Erde, als Schmuckstück, als Kleidungsstück). Die genannten Produkte sind zu entfernen oder so zu bedecken, daß kein Kontakt stattfindet.

Bei erwiesener Tierhaarallergie ist das Tier abzuschaffen. Ist dies auf Grund der Lebensbedingungen oder der dadurch auftretenden psychischen Belastung nicht möglich, ist der Kontakt zu dem Tier streng einzuschränken. Betten müssen frei von Federn und Roßhaar sein. Der Patient kleidet sich in reine Baumwolle, ebenso wie Bezugspersonen, wenn sie körperlichen Kontakt zu dem Erkrankten pflegen. Der Neurodermitiker sollte Gegenstände tierischer Herkunft wie Auslegeware, Teppich, Leder, Tierfell nicht berühren.

5. Kapitel
Lebensmittelzusätze

Einführung in das fünfte Kapitel:

Das fünfte Kapitel ist geschrieben worden, um dem Neurodermitiker zu zeigen, daß viele Fertigprodukte Lebensmittelzusätze enthalten. Da der Neurodermitiker ein hochempfindlicher Mensch ist, sollte er möglichst wenig Fremdstoffe aufnehmen. Erlaubt sind nur Grundnahrungsmittel. Nach Studium dieses Kapitels muß der Neurodermitiker zu der Erkenntnis gelangen, daß er alle vorgefertigten Produkte meiden muß. Eine allergenarme Kost, die weitgehend frei von Lebensmittelzusätzen ist, muß sich der Neurodermitiker selbst herstellen.

Inhaltliche Übersicht:

Die menschliche Ernährung hat sich im Verlauf von Jahrtausenden verändert, und zwar weg von der pflanzlichen Kost hin zu einer Fleischnahrung mit einem hohen Kohlenhydratanteil. Zudem enthält die Nahrung zahlreiche Lebensmittelzusätze. Die Lebensmittelzusätze lassen sich einteilen nach ihrem Zweck in Zusätze zur Konservierung (Konservierungsstoffe, Antioxidantien), organoleptischen Veränderung (Färbemittel, Aromastoffe, Süß-, Säuerungsstoffe, Geschmacksverstärker), Konsistenzveränderung (Emulgatoren, Stabilisatoren, Verdickungs-, Gelierstoffe, Gelierhemmstoffe und Lockerungsmittel) oder in Fabrikationshilfsmittel, die bleibend oder vorübergehend eingesetzt werden (Trenn-, Gleitmittel, Antikoagulationsstoffe, Bleich-, Säuerungsstoffe, Neutralisationsmittel, Enzyme, Klärmittel).

Konservierungsstoffe dienen dem Schutz von Lebensmitteln gegen Bakterien. Benzoesäure und Sulfite rufen Unverträglichkeitsreaktionen hervor. Patienten, die auf Benzoesäure reagieren, vertragen zum Teil auch keine Acetylsalicylsäure und/oder Tartrazin. Schwefeldioxid kann Asthma bronchiale auslösen.

Antioxidantien verhüten, daß sich schädliche Produkte bilden und verhindern auch das Ranzigwerden. Antioxidantien natürlichen Ursprungs, zu ihnen zählt z. B. Ascorbinsäure (Vitamin C), sind für fast alle Nahrungsmittel zugelassen und brauchen nicht angegeben zu werden. Synthetische Antioxidantien sind deklarationspflichtig.

Von den synthetischen Färbemitteln können Azofarbstoffe, insbesondere Tartrazin, Unverträglichkeitsreaktionen hervorrufen, die mit einer Unverträglichkeit auch gegen Acetylsalizylsäure und/oder Benzoesäure verbunden sein kann. Pflanzen- und Fruchtauszüge, z. B. Karottensaft, Holundersaft, Sandelextrakt, Auszüge des Feldmohns, der Erdbeere, Brennessel, Heidelbeere, Kirsche, Petersilie, Zitrone werden nicht als Zusatz betrachtet und deshalb auch nicht deklariert.

Aromastoffe bestimmen Geruch und Geschmack des Lebensmittels. Aromastoffe müssen deklariert werden. Unterschieden wird zwischen dem natürlichen Aromastoff aus natürlichen Produkten (z. B. Erdbeersaft, Orangenessenz), dem naturidentischen Aromastoff, dessen chemische Struktur zwar dem natürlichen Vorbild gleicht, der aber synthetisch hergestellt ist (z. B. Menthol, Vanillin) und dem künstlichen Aromastoff, der künstlich entwickelt wurde (z. B. Amylacetat, Diacetyl).

Zu den natürlichen Süßstoffen zählen Fructose, Galactose, Mannose, Sorbitol. Den synthetischen Süßstoffen zugerechnet werden Saccharin, Zyklamat.

Von den Säuerungsstoffen finden am häufigsten Zitronensäure, Weinsäure und Phosphorsäure Verwendung.

Zu den Geschmacksverstärkern gehören Natriumglutamat, Guanyl- und Inosinsäuren. Natriumglutamat verursacht bei Unverträglichkeit das Chinarestaurantsyndrom.

Mit Hilfe von Emulgatoren und Stabilisatoren können zwei nicht mischbare Substanzen gemischt werden. Zu den Emulgatoren und Stabilisatoren gehören z. B. Lecithine, Ester von Säuren, Zuckerester sowie Phosphate.

Verdickungs- und Gelierstoffe wirken über Wasserbindung verdickend und gelierend. Insbesondere Guar wird vielen Produkten zugesetzt. Gelierhemmstoffe verzögern das Gelieren, wie z. B. die Salze der Wein- und Zitronensäure.

Als Lockerungsmittel werden auch Phosphate eingesetzt.

Fabrikationshilfsmittel erleichtern die Herstellung der Lebensmittel und beeinflussen ihr Aussehen.

Veränderte Ernährungsgewohnheiten, das Chinarestaurantsyndrom

Die menschliche Ernährung hat sich im Laufe von Jahrmillionen von der Pflanzen- zur Fleischnahrung gewandelt. Stärke und Zucker als Grundnahrungsmittel sind relativ junge Errungenschaften, ebenso die Verfeinerung der Kost und Zusätze in der Nahrung.

> Die Ernährung hat sich von der pflanzlichen Kost zur Fleischnahrung mit einem hohen Anteil von Kohlenhydraten verlagert. Die Nahrung hat sich zunehmend verfeinert und enthält immer mehr Zusätze.

Ein Mensch, der allergisch auf ein Nahrungsmittel reagiert, wird krank durch:

1. die Grundnahrung selbst, z. B. Kuhmilcheiweiß, Hühnereieiweiß oder
2. Lebensmittelzusätze

Zu der Reaktion auf Lebensmittelzusätze eine Begebenheit:

Dr. Kwok aß regelmäßig in einem Chinarestaurant. Eines Tages durchfuhr ihn während des Essens ein heftiger Brustschmerz, den er als Zeichen eines Herzinfarktes deutete. Die ärztliche Untersuchung ergab, daß Dr. Kwok völlig herzgesund war. Er brachte deshalb die Beschwerden mit der Nahrung in Verbindung. Er ließ sich noch einmal das Mahl servieren, diesmal in seinen einzelnen Bestandteilen. Als er das Natriumglutamat verzehrte, erlitt er erneut heftige Schmerzen. Seitdem heißt die Unverträglichkeit auf Natriumglutamat die Krankheit des Dr. Kwok oder das Chinarestaurantsyndrom.

> Der Nahrungsmittelallergiker reagiert auf das Grundnahrungsmittel oder Zusätze.

Die Symptome des Chinarestaurantsyndroms sind im einzelnen:
Taubheitsgefühl im Nacken, auf Arme und Rücken ausstrahlend, Kopfschmerzen, Schwächegefühl, Herzklopfen, Spannungsgefühl in der Brust und im Gesicht, evtl. asthmatische Beschwerden.

Die hauptsächlich verwendeten Lebensmittelzusätze

Die hauptsächlich verwendeten Lebensmittelzusätze werden nach ihrem Zweck in Gruppen aufgeteilt:

— Zusätze zum Zweck der Konservierung: — Konservierungsstoffe
                                                     — Antioxidantien

— Zusätze zum Zweck organoleptischer
    Veränderungen:
                    — der Farbe — Färbemittel
                    — des Geschmacks, — Aromastoffe
                        Geruchs — Süßstoffe,
                                          Säuerungsstoffe
                                          — Geschmacksverstärker

— Zusätze zum Zweck der Konsistenz- — Emulgatoren und Stabilisatoren
    veränderung: — Verdickungs-, Gelierstoffe
                                                — Gelierhemmstoffe und Lockerungsmittel

— Fabrikationshilfsmittel, bleibend
    oder vorübergehend eingesetzt: — Trenn-, Gleitmittel, Antikoagulationsstoffe, Bleich-,
                                                Säuerungsstoffe, Neutralisationsmittel
                                            — Enzyme
                                                — Klärmittel

Lebensmittelzusätze lassen sich nach ihrer Verwendung in Zusätze zum Zweck der Konservierung, organoleptischen Veränderung, Konsistenzveränderung, als Fabrikationshilfsmittel einteilen.

Ein Großteil der Zusatzstoffe muß mit der genauen Substanzbezeichnung oder wahlweise ihrer EG-Nummer (E-Nummer) auf Packungen angegeben werden. Die E-Nummern sind Codezahlen, die in der Europäischen Gemeinschaft festgelegt sind.

E-Nummern sind Codezahlen für Zusatzstoffe. Sie sind in der Europäischen Gemeinschaft einheitlich festgelegt.

Konservierung, Konservierungsstoffe

Sie dienen dem Schutz von Lebensmitteln gegen Bakterien (Konservierungsstoffe) und chemischen Reaktionen (Antioxidantien).

Das Wachstum der Bakterien wird verhindert durch:

— Hitze (Sterilisieren, Kochen, Pasteurisieren), Kälte (Kühlen, Einfrieren, Tiefgefrieren)
— Wasserentzug (Konzentration, Dehydratation, Lyophilisation)
— Erhöhung des osmotischen Drucks (Zuckern, Salzen)
— Steigerung des Säuregehalts (Milchsäure, Essigsäure)
— Anwendung ionisierender Strahlung (nur bestimmte Anwendungsformen sind zugelassen)
— Fermentationsprozesse
— Reinigung und Desinfizieren des zur Lagerung und Herstellung von Lebensmitteln verwendeten Materials
— chemische Konservierungsstoffe

> Dem Wachstum von Organismen wird Einhalt geboten durch thermische Behandlung, Wasserentzug, Erhöhung des osmotischen Drucks, Steigerung des Säuregehalts, Anwendung ionisierender Strahlung, Fermentationsprozesse, chemische Konservierung sowie Reinigung und Desinfizieren des zur Lagerung und Herstellung von Lebensmitteln verwendeten Materials.

Die wichtigsten Konservierungsstoffe sind:

E 200—203 Sorbinsäure	zur Konservierung von Obst, insbesondere für Früchtejoghurts, von Trockenobst, Gemüse, Oliven, gekochten roten Rüben, Wein, Met. Die Oberfläche von Würstchen darf in Kaliumsorbatlösung eingetaucht sein (trägt Zusatz: Oberfläche mit Sorbat behandelt)
E 210—217 Benzoesäure	(s. Seite 119)
E 220 Schwefeldioxid E 221—227 Sulfite	Konservierung von Rot-, Weißwein, Bier, Apfel-, Birnenmost, Fruchtsäften, Met, Senf, Konfitüren, Trockenobst, Sauerkraut, Meerrettich, Kartoffelfertigprodukten. Sulfite zerstören teilweise Vitamin B_1 im Verdauungstrakt (s. Seite 120)
E 230—233 Oberflächenbehandlungsmittel	Thiabendazol (E 233) auf geernteten Äpfeln, Bananen, Birnen, Citrusfrüchten
E 236—238 Ameisensäure	in einigen Fischprodukten, Sauerkonserven, Zwischenverarbeitung von Fruchtsafterzeugnissen
E 250—251 Natriumnitrit, -nitrat	in Fleisch- und Wurstwaren
E 260—263 Essigsäure	in Gewürzen, sauren Saucen, Mayonnaise, in Essiggurken, Mixed Pickles, Marinaden (saurer Hering, Rollmops, Sardine)
E 280—283 Propionsäure	in speziellen Brotsorten wie Toastbrot, in Scheiben vorgeschnittenen, verpackten Brotes
Salz	zur Konservierung von Fleisch, Wurstwaren, Fisch, Käse

> Von den Konservierungsstoffen verursachen Benzoesäure und Sulfite Unverträglichkeitsreaktionen. Patienten, die Benzoesäure nicht vertragen, reagieren häufig auch auf Acetylsalicylsäure und/oder Tartrazin. Schwefeldioxid kann Asthma, Kopfschmerz, Übelkeit, Durchfall hervorrufen.

E 200	Sorbinsäure
E 201	Natriumsorbat (Natriumverbindung der Sorbinsäure)
E 202	Kaliumsorbat (Kaliumverbindung der Sorbinsäure)
E 203	Kalziumsorbat (Kalziumverbindung der Sorbinsäure)
E 210	Benzoesäure
E 211	Natriumbenzoat (Natriumverbindung der Benzoesäure)
E 212	Kaliumbenzoat (Kaliumverbindung der Benzoesäure)
E 213	Kalziumbenzoat (Kalziumverbindung der Benzoesäure)
E 214	p-Hydroxybenzoesäureäthylester und seine Natriumverbindung
E 215	p-Hydroxybenzoesäurepropylester und seine Natriumverbindung
E 216	p-Hydroxybenzoesäure-n-propylester
E 217	p-Hydroxybenzoesäure-n-propylester-Natriumverbindung
E 220	Schwefeldioxid
E 221	Natriumsulfit
E 222	Natriumhydrogensulfit (Natriumbisulfit)
E 223	Natriumdisulfit (Natriummetabisulfit oder Natriumpyrosulfit)
E 224	Kaliumdisulfit (Kaliummetabisulfit oder Kaliumpyrosulfit)
E 226	Kalziumsulfit
E 230	Biphenyl (Diphenyl)
E 231	Orthophenylphenol
E 232	Natriumorthophenylphenolat
E 233	2-(4-Thiazolyl)-Benzimidazol (Thiabendazol)
E 236	Ameisensäure
E 237	Natriumformiat (Natriumsalz der Ameisensäure)
E 238	Kalziumformiat (Kalziumsalz der Ameisensäure)
E 239	Hexamethylentetramin
E 240	Natronwasserglas
E 241	Kaliwasserglas
E 250	Natriumnitrit
E 251	Natriumnitrat
E 252	Kaliumnitrat
E 260	Essigsäure
E 261	Kaliumazetat (Kaliumverbindung der Essigsäure)
E 262	Natriumdiazetat
E 263	Kalziumazetat
E 270	Milchsäure
E 280	Propionsäure
E 281	Natriumpropionat (Natriumverbindung der Propionsäure)
E 282	Kalziumpropionat (Kalziumverbindung der Propionsäure)
E 290	Kohlendioxyd

Antioxidantien

Sie verhindern, daß sich schädliche Produkte, z.B. Peroxide, bilden und verhüten auch das Ranzigwerden.

Natürlichen Ursprungs sind:

E 300 — 304	Ascorbinsäure (Vitamin C)
E 306	Tokopherol (Vitamin E)

Sie sind für fast alle Nahrungsmittel zugelassen und brauchen nicht angegeben zu werden.

Synthetische Antioxidantien:

E 310	Propylgallat
E 311	Octylgallat
E 312	Dodecylgallat
E 320	Butylhydroxianisol (BHA)
E 321	Butylhydroxitoluol (BHT)

Sie sind deklarationspflichtig. Sie können enthalten sein in:

Brühen, Bratensaucen, Suppen, Würzsoßen, Kartoffeltrockenerzeugnissen, Knabbererzeugnissen auf Getreidebasis, Marzipan, Aromen. BHT in Kaugummi, BHA in Walnußkernen.

Die oxidationshemmende Wirkung anderer Zusätze wird verstärkt durch:

E 270,	
E 325 — 327	Milchsäure
E 330 — 333	Zitronensäure
E 338 — 341	Orthophosphorsäure

Antioxidantien verhindern die Bildung schädlicher Verbindungen durch Oxidation und verhüten das Ranzigwerden. Natürlichen Ursprungs sind Ascorbinsäure, Tokopherol. Synthetische Antioxidantien sind Gallate sowie BHA und BHT. Die oxidationshemmende Wirkung anderer Stoffe verstärken Milchsäure, Zitronensäure, Orthophosphorsäure.

E 300   l-Ascorbinsäure
E 301   Natrium-l-ascorbinat (Natriumsalz der l-Ascorbinsäure)
E 302   Kalzium-l-ascorbinat (Kalziumsalz der l-Ascorbinsäure)
E 303   5,6-Diacetyl-l-Ascorbinsäure (l-Ascorbyl-Diacetat)
E 304   6-Palmityl-l-Ascorbinsäure (l-Ascorbylpalmitat)
E 306   stark tokopherolhaltige Extrakte natürlichen Ursprungs
E 307   synthetisches Alpha-Tokopherol
E 308   synthetisches Gamma-Tokopherol
E 309   synthetisches Delta-Tokopherol
E 310   Propylgallat
E 311   Octylgallat
E 312   Dodecylgallat
E 320   Butylhydroxianisol (BHA)
E 321   Butylhydroxitoluol (BHT)
E 322   Lezithine
E 325   Natriumlactat (Natriumsalz der Milchsäure)
E 326   Kaliumlactat (Kaliumsalz der Milchsäure)
E 327   Kalziumlactat (Kalziumsalz der Milchsäure)
E 330   Milchsäure
E 331   Natriumzitrate (Natriumsalze der Zitronensäure)
E 332   Kaliumzitrate (Kaliumsalze der Zitronensäure)
E 333   Kalziumzitrate (Kalziumsalze der Zitronensäure)
E 334   Weinsäure
E 335   Natriumtartrate (Natriumsalze der Weinsäure)
E 336   Kaliumtartrate (Kaliumsalze der Weinsäure)
E 337   Natrium-Kaliumtartrat
E 338   Orthophosphorsäure
E 339   Natriumorthophosphate (Natriumsalze der Orthophosphorsäure)
E 340   Kaliumorthophosphate (Kaliumsalze der Orthophosphorsäure)
E 341   Kalziumorthophosphate (Kalziumsalze der Orthophosphorsäure)

Färbemittel

Synthetische Farbstoffe. Sie werden am häufigsten als Zusätze in der Lebensmittelindustrie verwendet. Zu den Azofarbstoffen gehören:

E 102	Tartrazin	Farbe:	— gelb (siehe Seite 118)
E 110	Gelborange		— orange
E 122	Azorubin		— rot
E 123	Amaranth		— rot
E 124	Schildlausrot A		— rot
E 151	Brillantschwarz BN		— schwarz

Weitere synthetische Farbstoffe sind:

E 104	Chinolingelb	Farbe:	— gelb
E 127	Erythrosin		— rosa
E 142	Brillantsäuregrün		— grün bis blau

> Azofarbstoffe, insbesondere Tartrazin, können Unverträglichkeitsreaktionen auslösen, die mit einer Unverträglichkeit auch gegen Acetylsalicylsäure und/oder Benzoesäure einhergehen können.

Natürliche Farbstoffe sind:

E 120	echtes Karmin	— aus der Scharlachschildlaus	Farbe:	— rot
E 140	Chlorophyll	— aus Luzerne, Brennessel, Gras		— grün
E 150	Zuckerkulör	— aus gebranntem Zucker, für alle Lebensmittel erlaubt		— braun-schwarz
E 160 a, c, f	Carotinoide	— aus Karotten, Palmöl, Paprika, Tomaten (auch synthetisch), E 160 a für alle Lebensmittel erlaubt, Butter darf nur mit E 160 a Beta-Carotin gefärbt werden		— orange-gelb
E 160 b	Bixin	— aus Samenkörnern des Bixa-Busches		— orange
E 162	Betanin	— aus Roter Bete		— rot
E 163	Anthrocyane	— aus roten Weintraubenschalen, Heidelbeeren, Rotkohl		— rot-blau

> Die Tatsache, daß ein Farbstoff natürlich ist, bedeutet nicht Harmlosigkeit. Bei der Extraktion von Farbstoffen aus den Naturprodukten bleiben Verunreinigungen zurück, die ihrerseits Krankheitsreaktionen auslösen können. Von E 120, echtem Karmin, und E 160 b, Bixin, sind z. B. Allergien bekannt.

Merke: Bestimmte Pflanzen- und Fruchtauszüge werden nicht als Zusätze betrachtet und deshalb auch nicht deklariert:
Karottensaft, Holundersaft, Sandelextrakt, Auszüge des Feldmohns, der Erdbeere, Brennessel, Auszüge von Heidelbeeren, Petersilie, Kirschen, Zitronen.

Nur für die Oberflächenfärbung zugelassen sind:

E 180   Rubinpigment BK — zum Färben von Käserinden
E 181   gebrannte
          Schwarzerde

Zur Oberflächenbehandlung von Käserinden dienen E 180, Rubinpigment BK, und E 181, gebrannte Umbra.

E 100   Kurkumin
E 101   Lactoflavin (Riboflavin)
E 102   Tartrazin
E 103   Chrysoin S
E 104   Chinolingelb
E 105   Echtgelb
E 110   Gelborange S
E 111   Orange GGN
E 120   Echtes Karmin, Karminsäure Cochenille
E 121   Orseille, Orcein
E 122   Azorubin
E 123   Amaranth
E 124   Cochenillerot A
E 125   Scharlach GN
E 126   Ponceau 6 R
E 127   Erythrosin
E 130   Anthrachinonblau (Indanthrenblau RS)
E 131   Patentblau V
E 132   Indigotin I (Indigo-Karmin)
E 140   Chlorophylle
E 141   Kupferhaltige Komplexe der Chlorophylle und Chlorophylline
E 150   Zuckerkulör
E 151   Brillantschwarz BN
E 152   Schwarz 7984
E 153   Carbo medicinalis vegetabilis
E 160   Carotinoide
        a) alpha-, beta-, gamma-Carotin
        b) Bixin, Norbixin, (Annatto, Orlean)
        c) Capsanthin
           Capsorubin
        d) Lycopin

E 161   Xanthophylle
        a) Flavoxanthin
        b) Lutein
        c) Kryptoxanthin
        d) Rubixanthin
        e) Violoxanthin
        f) Rhodoxanthin
E 162   Beetenrot
        Betanin
E 163   Anthocyane
E 170   Kalziumkarbonat
E 171   Titanbioxid
E 172   Eisenoxide und -hydroxide
E 173   Aluminium
E 174   Silber
E 175   Gold
E 180   Rubinpigment BK
        (Litholrubin BK) zum Färben von Käserinden
E 181   gebrannte Schwarzerde (zum Färben von Käserinden)

Aromastoffe

Sie bestimmen Geruch und Geschmack der Lebensmittel. Aromastoffe werden deklariert, wobei Angaben wie natürlicher, naturidentischer, künstlicher Aromastoff genügen.

Natürlicher Aromastoff: aus natürlichen Stoffen wie z. B. Erdbeersaft, Orangenessenz, Vanilleextrakt.

Naturidentischer Aromastoff: chemische Struktur wie natürliches Vorbild, synthetisch hergestellt, z. B. Eukalyptol, Menthol, Vanillin.

Künstlicher Aromastoff, künstlich entwickelt, z. B. Amylacetat, Diacetyl, Äthylvanillin.

Aromaten: Pflanzen oder Tierprodukte im Rohzustand oder wenig umgeformt, z. B. Früchte (Erdbeere), Gewürze, Vanillestangen.

Maillardaromen: entstehen, wenn Aminosäuren mit Zuckern reagieren, z. B. Fleischaroma: durch Erhitzen von Hydrolyseprodukten aus Innereien (meist Lunge) und Glukosesirup.

Verstärkte Aromastoffe: natürliche und synthetische zusammengefügt.

Aromastoffe finden Verwendung in:

Erfrischungsgetränken, bestimmten Spirituosen (Liköre, Verdauungsschnäpse), Eiskrems, Süßwarenprodukten, bestimmten Sorten von Aperitifgebäck, Fertiggerichten, Konserven, Tiefkühlprodukten, in gelierter Milch, Joghurts, Zwischengerichten, Schmelzkäse, Nudelprodukten, Keks, Teigmassen, Füllungen. In der Wurstwarenfabrikation werden Aromastoffe der Pökellauge oder den Einsalzbehältern zugesetzt.

> Aromastoffe müssen deklariert werden. Dabei reicht die Bezeichnung natürlicher, naturidentischer oder künstlicher Aromastoff.

Süßstoffe bewirken den süßen Geschmack:

E 420 Sorbitol (heute aus Glukose hergestellt)
Zucker (Fructose, Galactose, Mannose)
Saccharin (synthetischer Süßstoff)
Zyklamat

Natürliche Süßstoffe sind Fructose, Galactose, Mannose, Sorbitol. Zu den synthetischen Süßstoffen gehören Saccharin, Zyklamat.

Säuerungsstoffe verursachen den sauren Geschmack:

Adipinsäure
Apfelsäure
Bernsteinsäure
Essigsäure
Fumarsäure
Milchsäure
Orthophosphorsäure
Weinsäure
Zitronensäure

Säuerungsstoffe rufen den sauren Geschmack hervor. Am häufigsten verwendet werden Zitronensäure (aus Zitrusfrüchten), Weinsäure, Phosphorsäure.

Geschmacksverstärker

Sie verstärken bei geringem Eigengeschmack den anderer Nahrungsmittel:

Natriumglutamat: Salz einer natürlichen Aminosäure, heute industriell hergestellt, bei Unverträglichkeit Chinarestaurantsyndrom (s. Seite 99)

Natriumglutamat ist enthalten in:

Brühen, Suppen, Saucen, Fertiggerichten, Wurstwaren, Gemüsekonserven, Getränken usw.

Guanyl-, Inosinsäuren: in Getränken, Soßen, Suppen

Ein Geschmacksverstärker steigert den Geschmack des Produktes, dem es zugesetzt wird. Geschmacksverstärker sind Natriumglutamat sowie Guanyl- und Inosinsäuren. Die Unverträglichkeit von Natriumglutamat wird auch als Chinarestaurantsyndrom bezeichnet.

Emulgatoren und Stabilisatoren

Mit ihrer Hilfe können zwei nicht mischbare Substanzen gemischt werden, z. B. Wasser und Öl.

E 322	Lecithine:	Auszüge aus Sojasamen und anderen Ölsamen, Eigelb
E 471	Ester der	a) Essigsäure, b) Milchsäure, c) Zitronensäure, d) Weinsäure, e) Monoacethyl- und Diacethyl-Weinsäure der Mono- und Diglyceride von Speisefettsäuren
E 473	Zuckerester:	Ester der Saccharose und Speisefettsäuren
E 481	Natriumstearoyllactyl-2-lactat (synthetisch), Phosphate, Polyphosphate	

Emulgatoren und Stabilisatoren werden eingesetzt bei der Herstellung von:
Backwaren, Schokolade, Kakaogetränken: Zuckerester
Getränken, Milchpulver: Lecithine, Mono-, Diglyceride, Zuckerester, Phosphate
Margarine: Lecithine, Mono-, Diglyceride, Zuckerester
Mayonnaisen, Saucen, emulgierten Gewürzen: Lecithine, Zuckerester
Milch: Lecithine zu Milchpulver
    Zuckerester verhindern Hitzekoagulation der Milch beim Pasteurisieren. Phosphate stabilisieren Kondensmilch und nach dem UHT-Verfahren sterilisierte Milch
Schmelzkäse: Phosphate
Wurstwarenprodukten: Phosphate, Polyphosphate

Mit Hilfe von Emulgatoren und Stabilisatoren können zwei nicht mischbare Substanzen gemischt werden, z. B. Wasser und Öl. Emulgatoren und Stabilisatoren werden besonders bei der Herstellung von Margarine, Mayonnaise, Saucen, Getränken, Milch sowie Wurst- und Backwaren, Schokoladenherstellung verwendet.

Verdickungs-, Gelierstoffe

Sie wirken über Wasserbindung verdickend und gelierend:

E 401—405	Alginate: Algenextrakte
E 406	Agar-Agar: Algenextrakt
E 407	Carragenate: entstammen Carragenflechte
	in: Eis, Eiskrem, Bäckerei-, Konditoreiprodukten, gelierter Milch, Pudding, Wurstwaren
E 410	Johannisbrot
E 412	Guar: aus Samen der Hülsenfrüchte
	in: Eis, Eiskrem, Sahne, Wurstwaren
	Insbesondere Guar wird vielen Produkten zugesetzt.
E 413	Adragantgummi: aus Sträuchern
E 414	Gummi arabicum: aus Sträuchern
	in: Konditoreiwaren
E 440	Pektine: natürlich in Obst vorkommend
	in: Gelees, Marmelade, Obstgebäck, aromatisierter Milch
E 460	Zellulose
	in: aromatisierter Milch, Teig, Eis
Gelatine:	aus Knochen, Speckschwarten vom Schwein
	in: Eis, Fleischprodukten, Pudding, Sahne, Saucen
Phosphate:	in: gelierter Milch, Pudding, Zwischengerichten
Stärke,	
Dextrine:	in: Bäckerei-, Konditoreiprodukten

Verdickungs- und Gelierstoffe verdicken und gelieren, indem sie Wasser binden. Die wichtigsten sind: Alginate, Agar-Agar, Adragantgummi, Johannisbrot, Guar, Pektine, Stärke und Dextrine, Zellulose, Gelatine sowie Phosphate.

E 400 Alginsäure
E 401 Natriumalginat
E 402 Kaliumalginat
E 403 Ammoniumalginat
E 404 Kalziumalginat
E 405 1,2-Propylenglykol-Alginat
E 406 Agar-Agar
E 407 Carrageen, Carragenine, Carragenate
E 408 Furcelleran, Furcellaran
E 410 Johannisbrotkernmehl
E 411 Tamarindenkernmehl
E 412 Guarkernmehl, Guar-Gummi
E 413 Traganth
E 414 Gummi arabicum
E 420 Sorbit
E 421 Mannit
E 422 Glyzerin
E 440 Pektine
E 450 Natrium- und Kaliumpolyphosphate
    a) Diphosphate
    b) Triphosphate
    c) lineare Polyphosphate (mit höchstens 8 % zyklischen Verbindungen)
E 460 Mikrokristalline Zellulose
E 461 Methylzellulose
E 462 Äthylzellulose
E 463 Hydroxypropylzellulose
E 464 Hydroxypropylmethylzellulose
E 465 Methyläthylzellulose
E 466 Carboxymethylzellulose (Natriumsalz des Zellulosecarboxymethyläthers)
E 470 Natrium-, Kalium- oder Kalziumsalze der Speisefettsäuren, allein oder gemischt, die entweder aus Speisefetten oder aus destillierten Speisefettsäuren gewonnen wurden.
E 471 Mono- und Diglyceride von Speisefettsäuren
E 472 Ester
    a) der Essigsäure
    b) der Milchsäure
    c) der Zitronensäure
    d) der Weinsäure
    e) der Monoacethyl- und Diacethyl-Weinsäure
       der Mono- und Diglyceride von Speisefettsäuren
E 473 Zuckerester: Ester von Saccharose und Speisefettsäuren
E 474 Zuckerglyceride: Mischung aus Saccharoseestern und Mono- und Diglyceriden von Speisefettsäuren
E 475 Polyglyceridester der unpolymerisierten Speisefettsäuren
E 477 Monoester von 1,2-Propylenglykol und von Speisefettsäuren, allein oder mit Diestern gemischt
E 480 Stearyl-2-lactylsäure
E 481 Natriumstearyllactyl-2-lactat
E 482 Kalziumstearyllactyl-2-lactat
E 483 Stearyltartrat

E 331   Trinatriumcitrat
E 332   Trikaliumcitrat
E 335   Dinatriumtartrat
E 336   Dikaliumtartrat
E 337   Natrium-Kaliumtartrat

Den Gelierstoffen werden zuweilen oben genannte Stoffe beigefügt, die das Gelieren verzögern, z. B. bei der Herstellung von Obstgebäck.
Ebenso können den Alginaten, Carragenaten, Pektinen in der Eiskrem-, Konditoreiwarenproduktion Phosphate zugesetzt werden wie:

E 339   Orthophosphat
E 450 b Triphosphat
E 341   Trikalziumphosphat: verhindert das Klumpen pulvriger Produkte, z. B. Tafelsalz

Lockerungsmittel werden in der Bäckerei verwendet, z. B. saures Natriumpyrophosphat, Aluminium-Natriumphosphat

---

Das Gelieren verzögern Salze der Wein- und Zitronensäure. Pektinen, Alginaten, Carragenaten werden in der Konditorei- und Eiskremproduktion Phosphate zugesetzt. Phosphate verhindern außerdem das Klumpen pulvriger Produkte. Der Klasse der Phosphate gehören auch bestimmte Lockerungsmittel an.

In die Gruppe — Zusätze zum Zweck der Konsistenzveränderung — gehören ferner: Gärstoffe, Verteilungsmittel, Schaummittel, Schaumhemmer, Antiagglutinationsstoffe.

Fabrikationshilfsstoffe

Sie dienen dazu, die Herstellung zu erleichtern und das Aussehen zu beeinflussen:

— Hilfsmittel zum leichteren Herausnehmen aus Formen (Trennmittel): Konditoreiprodukte werden z. T. in Formen aus gepreßter Stärke gegossen, in der Süßwarenherstellung werden Oberflächen der Fabrikationsapparate mit Walrat, Paraffin und Wachsen behandelt. Reste der Stoffe finden sich im Produkt wieder
— Gleitmittel (z. B. Vaseline, Paraffinöl, Talg)
— Antikoagulationsstoffe: eine Mischung aus Salz und Natriumphosphat verhindert die Blutkoagulation
— Bleich-, Dekolorationsmittel: sie bleichen Lebensmittel
— Säuerungsstoffe: z. B. Ansäuern von unzureichend saurem Most mit Weinsäure
— Neutralisationsmittel: Milch und Sahne können für die Käse- und Butterherstellung entsäuert werden, z. B. durch Natriumcarbonat, Natriumbicarbonat, Kalk, Magnesia, Natriumhydroxid oder ein Gemisch aus Kalziumchlorid und Natriumhydroxid.

> Fabrikationshilfsstoffe erleichtern die Herstellung des Lebensmittels und beeinflussen sein Aussehen. Die wichtigsten sind Trennmittel, Gleitmittel, Antikoagulationsstoffe, Bleichmittel, Säuerungsstoffe und Neutralisationsmittel.

Mit Hilfe von Enzymen lassen sich technologische Prozesse besser kontrollieren und wirksamer gestalten. Außerdem soll die Qualität des Produktes erhöht werden.

— Pectinolytische Enzyme: aus niedrigen Pilzen hergestellt, spalten Pektine, die in Früchten und Kernen vorkommen. Sie verhindern Geleebildung nach dem Erhitzen von Säften, klaren Gemüse-, Fruchtsäften, Wein, Apfel-/Birnenmost.

— Amylolytische Enzyme: aus Bakterien gewonnen, bauen Stärke und ihre Abkömmlinge ab. Sie beseitigen in Fruchtsäften die Stärketrübe, werden Teig zugesetzt und im Brauereigewerbe benutzt.

— Proteolytische Enzyme: spalten Peptidbindungen in Eiweißen. Sie finden Verwendung in der Käseherstellung, zur Veränderung der Getreideproteine (Gluten) in Bäckereien. Proteasen pflanzlicher Herkunft sind Bromelain und Papain. Sie werden als Weichmacher von Fleisch und für die Eiweißstabilisierung von Bier eingesetzt. Allergische Symptome nach Papain sind beobachtet worden, die sich in Hautrötung, Nesselsucht, Magen-Darmbeschwerden und Schocksymptomen äußerten. Proteasen werden in Waschmitteln verwendet (hier sind kontaktallergische Ekzeme beschrieben) und in Medikamenten, z. B. Trypsin, Chymotrypsin, Pankreatin, Pepsin (Inhalationsallergien nach Trypsin, anaphylaktische Reaktion nach Chymotrypsin).

> Enzyme dienen der gezielten Umwandlung von Lebensmittelinhaltsstoffen. Die wichtigsten sind pectinolytische, amylolytische und proteolytische Enzyme. Insbesondere die Letztgenannten können Allergien auslösen.

Klärmittel entfernen die Trübung in Getränken. Sie sind im Endprodukt nicht mehr enthalten. Zum Klären finden folgende Stoffe Verwendung:
Eier, Blut, Milch (Albumine, Globuline, Casein), Gelatine, Alginate, pectinolytische Enzyme.

> Klärmittel helfen Trübteilchen in Getränken zu binden, indem sie Flocken bilden und so entfernt werden können.

6. Kapitel
Pseudoallergische Reaktionen

Einführung in das sechste Kapitel:

Bei der pseudoallergischen Reaktion treten Symptome wie bei der allergischen Reaktion auf, es werden jedoch keine allergischen Mechanismen gefunden. Die Stoffe, die eine pseudoallergische Reaktion hervorrufen, wirken auf Blutgefäße oder setzen Stoffwechselvorgänge in Gang. Die pseudoallergische Reaktion kann Juckreiz, Hautrötung, Nesselsucht, Asthma bronchiale oder Herz-Kreislaufbeschwerden auslösen. Ist der Magen-Darmtrakt mitbetroffen, so äußert sich das in Erbrechen und Übelkeit. Die pseudoallergische Reaktion setzt nach Kontakt innerhalb eines Zeitraumes von wenigen Minuten bis zu zwei Stunden oder erst nach sechs bis 24 Stunden ein. Beschwerden können über mehrere Tage anhalten. Die Diagnose einer pseudoallergischen Reaktion wird dadurch erschwert, daß einige Stoffe sowohl Pseudoallergien als auch echte Allergien hervorrufen.

Inhaltliche Übersicht:

Zu den Substanzen, die pseudoallergische Reaktionen auslösen können, zählen Medikamente (z. B. Acetylsalicylsäure), Nahrungsmittelfarbstoffe (z. B. Tartrazin) oder Konservierungsstoffe (z. B. Benzoesäure, Sulfite).

Acetylsalicylsäure ist natürlich in bestimmten Nahrungsmitteln enthalten. Sie kommt auch in Medikamenten vor.

Azofarbstoffe, insbesondere das gelbe Tartrazin, werden Nahrungsmitteln oder Medikamenten zugesetzt. Arzneimittel, die Tartrazin enthalten, tragen einen Warnhinweis.

Benzoesäure ist ein Bestandteil bestimmter Nahrungsmittel. Benzoesäure wird auch als Konservierungsstoff verwendet, und ihre Abkömmlinge sind örtliche Betäubungsmittel.

Eine Unverträglichkeit gegen Acetylsalicylsäure kann mit der gegen Tartrazin und/oder Benzoesäure verbunden sein.

Sulfite dienen der Konservierung von Nahrungsmitteln. Sie können auch in Medikamenten vorhanden sein, ohne daß das prinzipiell offengelegt werden muß.

Acetylsalicylsäure

Acetylsalicylsäure kommt in Nahrungsmitteln vor, wie:

Äpfeln, Steinfrüchten, Mandeln, Erdbeeren, Himbeeren, Blaubeeren, Brombeeren, Johannisbeeren, Weintrauben, Orangen, Bananen, Rhabarber, Erbsen, Essig, Bier, Most, Wein, Lakritzen.

Acetylsalicylsäure ist in Medikamenten enthalten, die entzündungshemmend, schmerzlindernd, fiebersenkend wirken, und sie wird auch benutzt, um das Blut ungerinnbar zu machen.

Acetylsalicylsäure ist natürlich in Nahrungsmitteln enthalten, und sie kommt auch in Medikamenten vor. Eine Unverträglichkeit gegen Acetylsalicylsäure kann gleichzeitig die gegen Benzoesäure und/oder Tartrazin einschließen.

Azofarbstoffe, insbesondere Tartrazin

Azofarbstoffe (E110, E 122, E 123, E 124, E 151), insbesondere Tartrazin (E 102) können enthalten sein in:

farbigen Süßgetränken, Fruchtsäften, besonders Orangensaft, farbigen Süßigkeiten (z. B. Bonbons), Puddings, Dessert-Cremes, Konfiserie-Füllungen, Glasuren, Kuchen, Eis, Konfitüren, Fruchtgelatine, Früchtejoghurts, Mayonnaise, Fertigsalatsaucen, Saucen wie: Bearnaise, Hollandaise, Curry, Tomaten; ferner in Ketchup, Senf, Büchsenfrüchten und -gemüsen, Fertigsuppen, Fisch-, Meerfruchtkonserven, Kaviar, Gemüsesäften, Likören und Aperitifs, gefärbter Zahnpasta.

Arzneimittel, die Tartrazin enthalten, tragen einen Warnhinweis.

> Azofarbstoffe dienen zur Anfärbung von Nahrungsmitteln. Das bekannteste ist Tartrazin. Es kann auch Medikamenten zugesetzt sein, was dann gesondert ausgewiesen ist. Eine Unverträglichkeit von Tartrazin kann mit der gegen Acetylsalicylsäure und/oder Benzoesäure verbunden sein.

Benzoesäure

Benzoesäure kommt ebenfalls natürlich in Nahrungsmitteln vor, wie:

Heidelbeeren, Preiselbeeren, Himbeeren, Johannisbeeren, Pflaumen, Gewürznelken.

Benzoesäure und ihre Abkömmlinge (E 210 — 217) können als Konservierungsstoff Nahrungsmittel zugesetzt sein, wie:

Fruchtsäften, besonders Orangensaft, Süßgetränken, Obstwein, Gemüse-, Frucht-, Salatkonserven (Gurken), Fertigsalaten, Saucen, Senf, tiefgekühlten Fisch-, Fleischkonserven, Garnelen, Kaviar, Konfitüren, Käse, besonders Weich-, Flüssigkäse, Margarine.

Benzoesäureabkömmlinge vom Estertyp (p-Aminobenzoesäureester) dienen als örtliche Betäubungsmittel, z. B. Benzocain (Anaesthesin®, Benzocain®) oder Procain (Novocain®). P-Aminobenzoesäureester können Allergien, vorwiegend Kontaktekzem, hervorrufen.

Bei einer Unverträglichkeit gegen Benzoesäure kann Butanilicain (Hostacain®) als Lokalanaesthetikum eingesetzt werden (enthält auch kein Sulfit).

Benzoesäure ist in bestimmten Nahrungsmitteln natürlich enthalten. Sie wird Nahrungsmitteln als Konservierungsstoff zugesetzt, und ihre Abkömmlinge werden als örtliche Betäubungsmittel benutzt. Patienten, die auf Benzoesäure reagieren, vertragen zum Teil auch keine Acetylsalicylsäure und/oder Tartrazin.

Sulfite

Sulfite (E 221 — 227) dienen der Konservierung von Nahrungsmitteln, z. B. Rot-,/Weißwein, Bier, Apfel-, Birnenmost, Fruchtsäften, Met, Senf, Konfitüre, Trockenobst, Sauerkraut, Meerrettich, Kartoffelfertigprodukten.

Sulfite sind auch in Medikamenten enthalten, ohne daß sie prinzipiell offengelegt werden müssen. Sulfite können enthalten sein in Mitteln gegen Erbrechen (Antiemetika), Herz-Kreislaufmedikamenten, Antibiotika, psychotropen Substanzen, Schmerzmitteln (Analgetika), lokal betäubenden Stoffen (Lokalanästhetika), Kortisonpräparaten und bronchodilatatorischen Mitteln (bronchialerweiternde Medikamente). Die Sulfitunverträglichkeit ist am häufigsten bei Asthmatikern beschrieben. Sulfitfreie Mittel gegen Asthma sind Solosin-Ampullen® (enthalten Theophyllin) oder Solu-Decortin H® (enthalten Kortison). Sulfite können ein allergisches Kontaktekzem auslösen.

> Sulfite dienen als Konservierungsmittel von Nahrungsstoffen, und sie können auch Medikamenten zugesetzt sein. Die Sulfitunverträglichkeit ist besonders bei Asthmatikern bekannt, es werden auch allergische Kontaktekzeme ausgelöst.

7. Kapitel
Chemikalien und Pestizide

Einführung in das siebte Kapitel:

Der Mensch ist heute zunehmend dem Kontakt mit Chemikalien und Pestiziden ausgesetzt. Als Auslöser der Neurodermitis wird Chemikalien und Pestiziden kaum Aufmerksamkeit geschenkt. Sie sind sicher auch von nicht so großer Bedeutung wie die Nahrungsmittel als auslösende Faktoren der Neurodermitis. Dennoch verdienen sie Beachtung. Chemikalien und Pestizide können durch den Geruch, Einatmen, Verschlucken oder direkten Kontakt mit der Haut Neurodermitissymptome hervorrufen. Ohne Anspruch auf Vollständigkeit werden Beispiele aufgezählt, wo der Neurodermitiker vor allem im häuslichen Bereich mit Chemikalien und Pestiziden in Berührung kommt.

Inhaltliche Übersicht:

Obst- und Gemüsesorten sowie Fleisch sind mit Pestiziden kontaminiert.

Sind Tabakpflanzen mit Pestiziden gespritzt, enthält auch der Zigarettenrauch Pestizidbestandteile.

Chemikalien empfindliche Neurodermitiker vertragen keine Kosmetika, Rasierwässer, Farben, Lacke, Lösungsmittel, Reinigungsmittel, Polituren, Kleber.

Geräte, z. B. Fernseher, Küchenmaschinen, Kühlschränke können Gase und Dämpfe absondern.

Motoren, die ölimprägnierte Filter enthalten, geben Schmieröle in die Luft ab. Elektromotoren können Ozon erzeugen.

Aus Kunststoffen, insbesondere wenn sie Weichmacher enthalten, werden Dämpfe freigesetzt.

Formaldehyd ist enthalten in Materialien zur Wärmeisolierung, Sperrholz, Spanplatten, Kleidern mit Dauerappretur, Kosmetika und wird daraus abgegeben.

Gerüche entstehen, wenn Kohle, Öl, Gas verbrannt werden.

Autoabgase können in Wohnungen gelangen, wenn diese über der Garage liegen.

Ein einfacher Schnüffeltest reicht oft aus, um Schadstoff und Geruch absondernde Dinge in der Wohnung zu erkennen.

Im Haushalt werden zunehmend Chemikalien, vor allem zur Reinigung verwendet. Die Wärmedämmung der Fenster und der dadurch eingeschränkte Luftaustausch tragen weiter dazu bei, daß der Schadstoffgehalt der Luft in den Wohnungen steigt. Als auslösender Faktor der Neurodermitis haben Chemikalien und Pestizide nicht die Bedeutung von Nahrungsmitteln, sie können jedoch durch den Geruch, Einatmen, über die Nahrungsaufnahme und direkten Hautkontakt neurodermitische Symptome hervorrufen. Ohne Anspruch auf Vollständigkeit soll darauf hingewiesen werden, wo der Neurodermitiker im häuslichen Bereich Chemikalien und Pestiziden ausgesetzt ist:

Obst wird mit Chemikalien behandelt. Wird das Obst gekocht, entweichen pestizidhaltige Dämpfe.
Von den Gemüsen ist das Blattgemüse, z. B. Kohl, am stärksten mit Pestiziden kontaminiert.
Fleisch enthält Pestizide, die über das Futter oder Besprühen mit Insektenschutzmitteln in den Körper der Tiere gelangen.
Zigarettenrauch ist pestizidhaltig, wenn die Tabakpflanzen mit Pestiziden bespritzt wurden.
Streifen zum Abtöten von Insekten sind pestizidgetränkt.
Kosmetika, Eau-de-Cologne, After-shave, Parfums oder Sprays sind starke Duftstoffe.
Chemisch gereinigte Kleidung oder Teppiche enthalten Spuren der Reinigungsflüssigkeit, die sie nach der Reinigung weiter abgeben.
Gase und Düfte werden aus gegen Schmutz imprägnierter Kleidung oder Mottenschutzmitteln freigesetzt.
Aus Waschmitteln, Reinigungsmitteln, Bleichmitteln, Polituren entweichen Geruchsstoffe.
Farben, Lacke, Lösungsmittel riechen intensiv.
Kunststoffe, besonders weiche Plastikstoffe, enthalten Weichmacher. Sie geben eine Geruch an die Umgebung ab, z. B. Jalousien, Lampenschirme, Regale.
Materialien zur Wärmeisolierung enthalten Formaldehyd; Sperrholz, Spanplatten, Kleider mit Dauerappretur, Kosmetika sondern Formaldehyd ab.
Zeitungen und Bücher geben über die Druckerschwärze Geruchsstoffe frei.
Gerüche entstehen, wenn Kohle, Öl oder Gas verbrannt werden.
Autoabgase können von der Garage aus in Wohnungen eindringen.
Aus Motoren von Küchengeräten, Klimaanlagen, insbesondere wenn sie ölimprägnierte Filter enthalten, gelangen Schmieröle in die Luft.
Bei einem defekten Kühlschrank können Dämpfe entweichen, die evtl. auch in Nahrungsmittel eindringen.
Elektromotoren sind in der Lage, Ozon, die toxische Form des Sauerstoffs, zu erzeugen.
Fernsehgeräte, die länger in Betrieb sind, riechen unangenehm.

Chemikalien und Pestizide kommen in der Umwelt, insbesondere im Haus, reichlich vor. Werden zahlreiche Obstsorten oder Gemüsesorten nicht vertragen, besteht der Verdacht auf eine Pestizidunverträglichkeit. Chemikalien und Pestizide können in den Körper gelangen durch Verzehr von Fleisch. Chemikalien und Pestizid empfindliche Menschen vertragen keine Dämpfe und Gerüche von Wasch-, Reinigungsmitteln, Kosmetika, Desinfektionsmitteln. Sie können auf Rauch, Ozon, Schmieröl in der Luft, Formaldehyd, Autoabgase u. a. reagieren.

Der Schnüffeltest

Patienten, die auf Schadstoffe in ihrer Umgebung reagieren, haben einen außerordentlich feinen Geruchssinn. Schadstoffe in der Luft lassen sich mit viel Aufwand messen. Aber auch der menschliche Geruchssinn ist ein gutes Instrument und in vielen Fällen ausreichend zum Aufspüren schädlicher Substanzen. Nach einem Spaziergang in frischer Luft sollte in der Wohnung ein Schnüffeltest durchgeführt werden. Dabei ist die Wohnung systematisch nach auffallend riechenden Stoffen zu untersuchen. Es bleiben jeweils nur 10 — 15 Minuten für die Untersuchung, da sich dann der Geruchssinn an die Umgebung gewöhnt hat.

> Schadstoff und Geruch absondernde Dinge in der Wohnung werden am besten durch den Schnüffeltest nach einem Spaziergang im Freien erkannt. Intensiv riechende Stoffe sollten aus der Wohnung entfernt werden.

8. Kapitel
Die normale Entwicklung des Kindes bis zu drei Jahren

Einführung in das achte Kapitel:

Im achten Kapitel wird die Entwicklung des gesunden Kindes bis zu einem Alter von drei Jahren, in dem es eine gewisse Eigenständigkeit erlangt hat, beschrieben.

Die Entwicklung neurodermitiskranker Kinder verläuft häufig verzögert und nicht störungsfrei. Um das erkennen zu können, ist es Voraussetzung, daß die Eltern neurodermitiskranker Kinder über die Entwicklungsschritte gesunder Kinder informiert sind.

Die Einteilung der menschlichen Entwicklung in Abschnitte beruht auf den Annahmen, daß ein bestimmter Entwicklungsstand für einen längeren Zeitraum bestimmend ist, daß zwischen zwei Entwicklungsschritten ein erkennbarer Einschnitt liegt und daß die Entwicklungsphasen in einer bestimmten Reihenfolge nacheinander ablaufen, aufeinander aufbauend. Der typische Phasenablauf ist nicht für alle gleich, es gibt Kinder, die einzelne Entwicklungsschritte überspringen und sie später nachholen. Häufig verändert sich auch das Verhalten kaum merklich, allmählich, abrupte Änderungen können ein Alarmzeichen sein. Angaben über die Dauer einer Entwicklungsstufe und Altersangaben über Beginn und Ende einer Stufe sind lediglich als Anhaltspunkte zu werten.

Inhaltliche Übersicht:

Das Neugeborene lernt zwischen lustvollen, guten und nicht lustvollen, schlechten Erfahrungen zu unterscheiden.

In der Symbiosephase, d. h. vom zweiten Lebensmonat an, besteht eine enge Bindung zwischen dem Säugling und der Mutter. Das Lächeln des Säuglings ist Ausdruck dieser innigen Verbundenheit.

In der Differenzierungsphase, die mit etwa sechs Monaten einsetzt, beginnt der Säugling zwischen sich und der Mutter zu unterscheiden. Den Säugling interessiert alles, was anders ist als die Mutter.

In der frühen Übungsphase lernt der Säugling krabbeln und sich aufrichten. Er ergreift Gegenstände und überprüft ihre Qualität mit dem Mund. Die eigentliche Übungsphase, sie dauert vom 10. — 18. Lebensmonat, ist durch freie, aufrechte Fortbewegung gekennzeichnet. Das Kleinkind ist berauscht von seinen eigenen körperlichen Fähigkeiten. Die Stimmung sinkt, wenn es merkt, daß die Mutter abwesend ist.

In der frühen Phase der Wiederannäherung zeigt das Kleinkind gesteigerte Trennungsangst. Es muß erfahren, daß die Eltern selbständige Individuen sind. Dieser Erkenntnisprozeß läuft nicht reibungslos ab, z. T. wird die Mutter in heftige Kämpfe verwickelt (Wiederannäherungskrise).

Vom 15. Lebensmonat an möchte das Kleinkind alles mit der Mutter teilen. Es erweitert seine Umwelt, indem es zum Vater, zu anderen Kindern und Personen vermehrt Kontakt aufnimmt. Das Kleinkind reagiert ärgerlich, wenn es sein Ziel nicht erreicht. Der Körper wird zunehmend als Eigentum betrachtet.

Vom 17. — 18. Monat an akzeptiert das Kleinkind eine vorübergehende Trennung von der Mutter. Längere Abwesenheit der Mutter löst dagegen Unruhe aus. Das Kleinkind schließt sich auch anderen Erwachsenen an.

Die Zeit vom 18. — 24. Monat ist gekennzeichnet durch Stimmungsschwankungen, Anklammern an die Mutter und Protestieren. Das Kind benutzt die Mutter als Instrument, um ein begehrtes Objekt zu erreichen. Dem Kleinkind behagt es nicht, von der Mutter zurückgelassen zu werden. Es reagiert darauf depressiv. Das Kleinkind entwickelt Mechanismen, um mit der Lösung von der Mutter fertig zu werden, so sucht es sich Personen, die als Mutterersatz dienen, es beansprucht den Stuhl, auf dem die Mutter gesessen hat, oder es läßt sich vorlesen.

Im Alter von 21 Monaten lassen die Wiederannäherungskämpfe nach. Die Sprache entwickelt sich weiter, das Kind identifiziert sich mit der Einstellung von Mutter und Vater, das Spielen wird vervollkommnet. Die weiteren Individuationsprozesse verlaufen jetzt nicht mehr so typisch phasenhaft ab. Bei Mädchen kann die Entdeckung des Geschlechtsunterschieds Reaktionen hervorrufen. Mit etwa drei Jahren hat das Kleinkind eine gewisse Selbständigkeit erlangt, ein angemessenes Selbstwertgefühl entwickelt. Es ist jetzt in der Lage, sich für einige Zeit von der Mutter zu trennen.

Die Mutter sorgt dafür, daß sich das Kind ständig weiterentwickelt. In den einzelnen Phasen unterstützt sie die jeweiligen Entwicklungsschritte ihres Kindes. Sie umhegt es z. B. in der Symbiosephase, fördert seine körperlichen Fähigkeiten in der Übungsphase und ist für das Kind da in der Phase der Wiederannäherung. Dem sich lösenden Kind muß die Mutter viel Verständnis und Geduld entgegenbringen.

Der Vater ist für den Säugling bzw. das Kleinkind besonders wichtig in der Differenzierungsphase, er hilft die Symbiose zwischen Mutter und Kind zu lösen. In der Übungsphase dient er als Vorbild, wenn das Kleinkind seine körperlichen Fähigkeiten weiterentwickelt. Um sein eigenes Selbst aufzubauen, braucht das Kleinkind eine weitere Bezugsperson, den Vater.

Das Neugeborene

Das Neugeborene schreit, wenn es Hunger hat oder Spannungen in ihm auftreten. Es schläft, sobald es zufrieden ist. Durch diese Vorgänge und das Verhalten der das Neugeborene pflegenden Person lernt das Neugeborene zwischen lustvollen, guten und unlustvollen, schlechten Erfahrungen zu unterscheiden.

> Das Neugeborene lernt zwischen lustvollen, guten und unlustvollen, schlechten Erfahrungen zu unterscheiden.

Symbiosephase

Vom zweiten Lebensmonat an nimmt der Säugling wahr, daß er seine Bedürfnisse nicht selbst befriedigen kann. Er braucht die Hilfe der Mutter (bzw. der Hauptpflegeperson). Zwischen dem Säugling und der Mutter besteht eine ganz enge und innige Verbindung (Symbiose).

Lächelt der Säugling die Mutter an, so ist dies ein Zeichen der inneren Verbundenheit.

In der Symbiosephase gibt es keinen Unterschied zwischen dem Selbst des Säuglings und der Mutter. Das Lächeln des Säuglings zeigt die enge Bindung an.

Differenzierungsphase

Mit etwa 6 Monaten beginnt der Säugling zwischen sich und der Mutter zu unterscheiden. Er zieht der Mutter an den Haaren, faßt ihr in das Gesicht und stemmt sich vom Körper der Mutter weg, um sie besser ansehen zu können.

Der Säugling wendet sich auch mehr oder weniger verwundert oder ängstlich der Untersuchung Fremder zu. Die Bindung zum Vater wird enger. In dieser Zeit kann ein Wechsel zu akuter Fremdenangst auftreten, die lustvolles Erforschen vorübergehend behindert.

Der Blick des Säuglings wird wacher und zielgerichteter, er erkennt und nimmt wahr.

In der Phase der Differenzierung grenzt sich der Säugling von der Mutter ab und zeigt neugieriges Interesse an allem, was anders als die Mutter ist.
Der Säugling entwickelt selbständige Funktionen wie Erkennen, Wahrnehmen.

Übungsphase

Die frühe Übungsphase wird eingeleitet durch Krabbeln, sich Aufrichten. Der Säugling erforscht auch unbelebte Objekte, indem er sie mit den Händen ergreift und ihren Geschmack und ihre Qualität mit dem Mund überprüft. Mit zunehmender Fähigkeit der Fortbewegung erweitert sich die Welt des Säuglings. Zeitweilig ist er von seinen eigenen Aktivitäten so in Anspruch genommen, daß er die Mutter vergißt. Er kehrt aber immer wieder zur Mutter zurück, weil er ihre Nähe braucht.

Vom 10. — 18. Lebensmonat lernt das Kleinkind, frei zu laufen. Es übt intensiv seine körperlichen Fähigkeiten und freut sich über die ständig wachsende Geschicklichkeit. Stöße oder Hinfallen spielen keine Rolle. Das Kleinkind ist wie berauscht von der Umwelt und seinen eigenen Leistungen. Wird dem Kleinkind in dieser Phase bewußt, daß die Mutter nicht da ist, sinkt seine Stimmung. Sein Interesse an der Umwelt nimmt ab. Versucht man, das Kleinkind zu trösten, bricht es leicht in Tränen aus.

Die frühe Übungsphase wird eingeleitet durch Krabbeln, sich Aufrichten. Dadurch kann sich der Säugling von der Mutter entfernen, er bleibt aber dennoch in ihrer Nähe. Die eigentliche Übungsphase ist durch freie, aufrechte Fortbewegung gekennzeichnet. Das Kleinkind ist berauscht von der Umwelt und seinen eigenen, wachsenden körperlichen Fähigkeiten. Auf die Abwesenheit der Mutter reagiert es mit Stimmungsabfall.

In der frühen Phase der Wiederannäherung zeigt das Kleinkind gesteigerte Trennungsangst. Die Mutter wird ständig belauert und beobachtet. Das Kleinkind wünscht, daß die Mutter an jeder neuerworbenen Fähigkeit teilnimmt, auch nach der Liebe der Mutter besteht großes Bedürfnis. Typisch ist auch das Weglaufen des Kleinkindes von der Mutter in der Erwartung, von ihr gejagt und in die Arme genommen zu werden. Das Kleinkind wird sich der Getrenntheit von der Mutter bewußt und möchte sie ungeschehen machen, was sich auch in dem Verlangen, daß sich die Mutter unausgesetzt mit ihm beschäftigen soll, ausdrückt.

Das Kleinkind muß auch erfahren, daß seine Liebesobjekte, die Eltern, selbständige Individuen mit eigenen Interessen sind. Das alles geht nicht reibungslos vor sich, z. Z. wird die Mutter in heftige Kämpfe verwickelt (Wiederannäherungskrise).

Gefahrensignale dieser Phase sind überdurchschnittliche Trennungsangst, ein übermäßiges Beschatten der Mutter und fortgesetztes, triebhaftes Weglaufen in der Absicht, von ihr gejagt zu werden, und schließlich erhebliche Schlafstörungen (wobei vorübergehende Schlafstörungen ein ganz normales Merkmal des zweiten Lebensjahres darstellen).

In der frühen Wiederannäherungsphase wird sich das Kleinkind seiner Trennung von der Mutter immer stärker bewußt, und es versucht, sich dagegen zu wehren. Das Beschatten der Mutter und das Weglaufen von ihr in Erwartung, gejagt und dann in die Arme genommen zu werden, sind charakteristische Verhaltensmuster. Das Kleinkind muß erfahren, daß die Eltern selbständige Menschen sind.

Mit dem 15. Lebensmonat ändert sich die Beziehung des Kleinkindes zu der Mutter, es möchte mit ihr alles teilen. Das drückt sich darin aus, daß das Kleinkind der Mutter ständig etwas bringt und ihren Schoß mit Gegenständen belädt.

Die soziale Interaktion gewinnt Bedeutung in Form von Versteckspielen, Nachahmspielen. Das Kleinkind erweitert seine Umwelt, indem es den Vater stärker einbezieht und zu anderen Personen Kontakt aufnimmt. Das Kleinkind nimmt auch andere Kinder wahr und entwickelt den Wunsch, das zu haben oder zu tun, was ein anderes Kind besitzt oder macht.

Ärger und Aggression treten auf, wenn ein Ziel unerreichbar bleibt. Das Kleinkind betrachtet seinen Körper in zunehmendem Maße als sein Eigentum und wehrt sich gegen das Ankleiden, Windeln oder Zärtlichkeiten, auf die es nicht eingestellt ist.

Vom 15. Lebensmonat an möchte das Kleinkind alles mit der Mutter teilen. Die soziale Interaktion gewinnt Bedeutung durch Versteck- und Nachahmspiele. Das Kleinkind nimmt andere Kinder wahr, es bezieht den Vater und auch andere Personen ein. Der Körper wird in zunehmendem Maße als Eigentum betrachtet.

Die Reaktion des Kleinkindes auf die Anwesenheit der Mutter wandelt sich erneut. Es will jetzt wissen, wo die Mutter ist. Das Kleinkind sieht nach der Mutter, aber nicht in der Absicht, bei ihr zu bleiben. Es läuft an der Mutter vorbei und kehrt zu seiner Beschäftigung zurück, in die es zeitweilig ganz versinkt und bei der es nicht gestört sein will. Auf die längere Abwesenheit der Mutter reagiert das Kleinkind nun mit gesteigerter Aktivität und Unruhe. Das Kleinkind schließt sich auch anderen Erwachsenen als Ersatzfiguren für die Mutter an und spielt symbolische Spiele, die Verlieren und Wiederfinden zum Inhalt haben (wie etwa das Ballspiel). Im Alter von 17 bis 18 Monaten anerkennt das Kleinkind eine vorübergehende Trennung.

Das Kleinkind entdeckt, daß Wünsche durch Bitten erfüllt werden. Man kann die Mutter rufen, ihre Aufmerksamkeit erringen, sich freuen, wenn sie erscheint. Dem Kind ist es auch wichtig, gelobt zu werden, wenn es Geschicklichkeiten vollbringt.

Viele Kinder benehmen sich in dieser Zeit auffällig gegenüber Fremden. Daß andere Menschen Bedeutung bekommen, erscheint ihnen wie ein Loyalitätskonflikt gegenüber der Mutter. Dennoch kündigen sich Vorboten des bevorstehenden Kampfes mit dem Liebesobjekt, der Mutter, vor allem in Form von Wutanfällen bei fast allen Kindern an.

Mit etwa dem 17. bis 18. Monat akzeptiert das Kleinkind eine vorübergehende Trennung von der Mutter. Auf längere Abwesenheit reagiert es mit gesteigerter Aktivität und Unruhe. Das Kleinkind schließt sich auch anderen Erwachsenen an. Es spielt symbolische Spiele, die Verlieren und Wiederfinden beinhalten.

Vom 18. — 24. Monat wechselt die Stimmung des Kleinkindes. Es ist unzufrieden, unersättlich, launisch und neigt zu Wutausbrüchen. Die Mutter wird abwechselnd weggestoßen und angeklammert. Das Kleinkind zerrt an der Hand der Mutter. Es will sie als Instrument benutzen, um ein begehrtes Objekt zu erlangen. Gefühlsempfindungen nehmen zu, so kämpft z. B. das Kleinkind gegen Tränen, oder es unterdrückt Weinen.

Man kann beobachten, daß sich das Kleinkind mit der Einstellung anderer, meist der des Vaters oder der Mutter, identifiziert, indem es eine ähnliche Haltung wie die Eltern einnimmt.

Typisch ist auch, daß sich das Kleinkind nicht entschließen kann. Minutenlang bleibt es z. B. an der Schwelle zum Spielzimmer stehen, ohne sich entscheiden zu können, am Spiel der anderen teilzunehmen — der Wunsch, ohne die Mutter in die Welt der spielenden Kinder einzutreten oder das Verlangen, mit der Mutter im Raum zu bleiben.

Dem Kleinkind behagt es nicht, von der Mutter zurückgelassen zu werden. Wenn sich die Mutter verabschiedet, klammert sich das Kleinkind an sie. Ist die Mutter gegangen, reagiert das Kleinkind depressiv verstimmt, und es ist unfähig, weiter zu spielen. Das Kleinkind schließt sich dann häufig einem Erwachsenen an — eine Art symbolischer Mutterersatz. Wird die Person zur guten Mutter, sitzt das Kleinkind auf ihrem Schoß. Im Falle der bösen Mutter kann die Ersatzperson dem Kleinkind nichts recht machen. Die Rückkehr der Mutter kann ebenfalls unterschiedliche Reaktionen auslösen, freudige wie ärgerliche. Viele Kleinkinder lassen sich auch bei Abwesenheit der Mutter vorlesen. Das Vorlesen befriedigt das Bedürfnis nach Distanz und Erkundung eines größeren Lebensraumes mit Hilfe der Phantasie, und gleichzeitig ist auch der Wunsch nach Nähe durch die vorlesende Person erfüllt. Ein weiteres Beispiel, wie das Kind versucht, mit der Loslösung fertig zu werden, ist auch, wenn das Kleinkind den Stuhl, auf dem die Mutter gesessen hat, ausschließlich für sich beansprucht.

Die Zeit vom 18. — 24. Monat ist gekennzeichnet durch Stimmungsschwankungen, Anklammern an die Mutter und Protestieren. Unentschlossenheit ist ebenfalls ein typisches Verhaltensmerkmal. Der Gefühlsbereich erweitert sich. Es zeigen sich Anzeichen für eine Identifizierung mit Einstellungen anderer. Trennungsreaktionen rufen depressive Verstimmung und Protest hervor. Dabei entwickelt das Kleinkind Mechanismen, um mit der Lösung von der Mutter fertig zu werden.

Die Wiederannäherungskämpfe lassen im Alter von 21 Monaten langsam nach. Das Kleinkind kann in größerer Entfernung ohne Anwesenheit der Mutter bestehen. Dies wird möglich durch:

— zunehmende Sprachentwicklung: die Fähigkeit, Objekte zu benennen, Wünsche zu äußern, das Wort zu gebrauchen.
— Verinnerlichungsprozeß: Identifizierung mit der guten, fürsorglichen Mutter und dem Vater, Verinnerlichung von Regeln, Vorschriften
— Nutzung des Spiels: symbolisches Spiel; Spiel um Meisterschaft zu erringen.

Die nachfolgenden Prozesse der Persönlichkeitsentwicklung verlaufen von jetzt an nicht mehr so typisch in Phasen:

— Jungen lösen sich mehr von der Mutter, insbesondere wenn der Vater durch sein Engagement die symbiotische Zweierbeziehung zu einer Dreierbeziehung ausweitet.
— Mädchen scheinen sich mehr an die Mutter zu binden, wenn diese da ist. Sie stellen größere Ansprüche an die Mutter, tadeln sie, sind enttäuscht und dennoch an sie gebunden. Die Mädchen erscheinen herrschsüchtiger, sie fordern und sind wütend, wenn ihr Wunsch nicht erfüllt wird. Sie können mit Wutanfällen beim Anziehen von Kleidern und dem Kämmen der Haare reagieren, sie fechten Konkurrenzkämpfe mit den Geschwistern aus, um die Aufmerksamkeit der Mutter zu erringen, sie sind eifersüchtig, neidisch auf Geschwister, haben aber immer wieder den Wunsch, gestreichelt zu werden. Diese Verhaltensmerkmale fallen bei den Mädchen in eine Zeit, in der sie den Geschlechtsunterschied zwischen Mann und Frau entdecken. Eine Bedeutung für das Verhalten scheint auch der Rangplatz (Älteste, Jüngste) zu haben.

Im Alter von 21 Monaten lassen die Wiederannäherungskämpfe allmählich nach. Dabei helfen die zunehmende Sprachentwicklung, Verinnerlichungsprozesse und das Spielen. Weitere Individuationsprozesse verlaufen jetzt nicht mehr so typisch phasenhaft ab. Jungen scheinen es zunächst einfacher zu haben. Bei Mädchen kann die Entdeckung der Geschlechtsunterschiede Reaktionen hervorrufen.

Das Kleinkind erlangt eine gewisse Selbständigkeit, wenn es Urvertrauen entwickelt hat. Das Vertrauen zur Mutter, ihr verläßliches inneres Abbild, steht dem Kleinkind zur Verfügung, und es kann bei Abwesenheit der Mutter diese für einige Zeit ersetzen. Außerdem hat das Kleinkind ein angemessenes Selbstwertgefühl entwickelt. Dies ist mit etwa drei Jahren der Fall.

Das Kleinkind erlangt eine gewisse Selbständigkeit, wenn es Urvertrauen besitzt, das Abbild der Mutter verinnerlicht hat und sein Selbstwertgefühl angemessen ist. Dies ist mit etwa drei Jahren der Fall.

Die Symbiose kann dann optimal verlaufen, wenn die Mutter den Säugling liebevoll umfaßt und wiegt, wenn sie mit ihm spricht und singt. Sie gestattet und fördert den Blickkontakt, insbesondere während sie den Säugling stillt.

In der Differenzierungsphase unterstützt die Mutter die Untersuchungen des Säuglings und fördert sein Interesse an allem, was anders ist als sie selbst. Der Kontakt zum Vater wird vertieft.

In der Übergangsphase fördert die Mutter das Erlernen der körperlichen Fähigkeiten. Beim Erlernen des Laufens streckt sie dem Kleinkind die Arme entgegen und ermuntert und ermutigt es mit ihrem Blick, eigene Schritte zu tun. Hoffnung und Vertrauen, die von der Mutter ausgehen, sind entscheidend für das Sicherheitsgefühl des Kindes.

In der frühen Phase der Wiederannäherung ist es wichtig, daß die Mutter für das Kleinkind da ist, obschon ihr das Verhalten ihres Kindes widersprüchlich erscheinen muß, denn es macht nicht mehr den Eindruck der Hilflosigkeit und Bedürftigkeit wie etwa noch vor einem halben Jahr.

Das Kleinkind muß lernen, sein Interesse von den Liebesobjekten, Mutter und Vater, zeitweise abzuziehen. Dies lernt das Kind aber nur, wenn das Objekt zeitweise auch wirklich nicht zur Verfügung steht.

Auf die Wiederannäherungskrise sollte die Mutter mit spielerischer Anteilnahme und emotionaler Verfügbarkeit reagieren. Wenn die Mutter zur Verfügung steht, an den Abenteuern ihres Kleinkindes teilnimmt, kann die Mutter-Kind-Beziehung verinnerlicht werden und sich das Ich des Kleinkindes optimal entwickeln. In diese Zeit fällt auch die Bereitschaft der Mutter, das Kleinkind loszulassen, ihm einen sanften Schubs zu geben und es dadurch zur Unabhängigkeit zu ermuntern.

In der Betreuung des Kleinkindes muß die Mutter emotional verfügbar sein, aber nicht ständig! Ständige Anwesenheit bedeutet, daß die Mutter ihr Kind keinen Augenblick unversorgt läßt. Das Kind kann dann nicht lernen, eine Bedürfnisspannung zu ertragen und damit unabhängig zu werden.

Bei Trennung von der Mutter sollte es stets zu einer Verabschiedung kommen. Umgeht man die Verabschiedung, so kann das katastrophale Folgen für die Beziehung nach sich ziehen. Leid bei der Verabschiedung ist ein Stück Verarbeitung, sollte also nicht umgangen werden. Reagiert das Kind z. B. auf die Rückkehr der Mutter ärgerlich, so braucht dies nicht auf eine problematische Beziehung hinzuweisen, sondern ist durchaus typische Verhaltensweise bei einem intakten Mutter-Kindverhältnis.

Das sich lösende Kind braucht sehr viel Geduld und Verständnis von seiten der Mutter, z. B. dann, wenn es sich seine Schnürsenkel ohne fremde Hilfe zubinden will und dies sehr viel Zeit in Anspruch nimmt.

In den einzelnen Entwicklungsphasen sorgt die Mutter dafür, daß sich das Kind stetig weiterentwickelt. Sie umhegt es in der Symbiosephase. In der Differenzierungsphase wird sein Interesse an der Umwelt gefördert. Die Mutter unterstützt in der Übungsphase das Kleinkind im Erlernen körperlicher Fähigkeiten. In der Wiederannäherungsphase ist die Mutter für das Kleinkind da, wenn sie gebraucht wird. Auf die Wiederannäherungskrise reagiert sie mit spielerischer Anteilnahme. Das Kind muß lernen, daß die Mutter zeitweilig nicht zur Verfügung steht. Dabei sollte es stets zu einer Verabschiedung kommen, wenn die Mutter sich von dem Kind trennt. Überbehütung verhindert die Entwicklung des Kindes zur Selbständigkeit. Das sich lösende Kind braucht viel Geduld und Verständnis.

Die Rolle und das Verhalten des Vaters in der kindlichen Entwicklung

Noch in der symbiotischen Phase, zwischen dem 5. — 8. Lebensmonat, wird der Vater angelacht als Zeichen der Bindung zu ihm.

In den folgenden Monaten der Differenzierungsphase verstärkt sich die Bindung zwischen dem Säugling und dem Vater: der Säugling zeigt neugieriges Interesse an allem, was anders ist als die Mutter, insbesondere an dem Vater.

In der ersten Hälfte des zweiten Lebensjahres, der sogenannten Übungsphase, bleibt zwar die Mutter die Quelle für emotionales Auftanken, der Vater wird jedoch mit überschäumender Freude begrüßt. Der Vater wird in lebhafte Bewegungsspiele einbezogen. Deshalb kommt ihm in dieser Phase, in der das Kleinkind seine Geschicklichkeit und Körperempfindungen übt und die Hilfe und das Vorbild des Vaters braucht, eine wichtige Rolle zu.

In der Wiederannäherungsphase, die im 15. — 18. Lebensmonat beginnt, braucht das Kleinkind die Beziehung zu einer dritten Person. Indem das Kleinkind sich stärker dem Vater zuwendet, entwickelt sich auch seine Beziehung zur Mutter weiter: In der Dreieckskonstellation Vater — Mutter — Kind findet es über die Beziehung zwischen den Eltern einen neuen Weg zur Mutter. Erstmals sieht sich das Kind nicht in einer Zweierbeziehung, sondern erlebt sich als Dritter gegenüber den Eltern. Eine neue psychische Struktur ist entstanden.

> Um die Symbiose mit der Mutter zu beenden und ein eigenes Selbst aufzubauen, braucht das Kleinkind eine dritte, möglichst männliche Bezugsperson, in der Regel den Vater.

9. Kapitel
Psychische Spannungen

Einführung in das neunte Kapitel:

Ähnlich wie bei der maskierten Nahrungsmittelallergie werden Spannungen häufig nicht als neurodermitisauslösend erkannt, insbesondere dann nicht, wenn die Haut bereits stärker ekzematisch verändert ist. Erst wenn sich die Haut bessert, wird bei genauer Beobachtung sichtbar, daß Spannungen Neurodermitis verursachen. Auch der Gesunde zeigt Organreaktionen, aber erst wenn er starken Spannungen ausgesetzt wird. Ist der Neurodermitiker empfindlicher als der Gesunde, rufen bereits Situationen des täglichen Lebens in ihm Spannungen hervor, auf die er mit Hauterscheinungen reagiert. Der tägliche Umgang mit dem Neurodermitiker sollte deshalb möglichst spannungsarm sein. Eine Umgangsform, von Selbstverständlichkeit getragen, voller Gelassenheit und ohne daß psychischer Druck erzeugt wird, erfüllt die genannten Forderungen am besten. Ein derartiges Verhalten darf nicht als zu nachgiebig mißverstanden werden. Im Gegenteil, das Verhalten dem Neurodermitiker gegenüber muß äußerst konsequent sein.

Die Entwicklung des Neurodermitikers zu einer starken, selbstsicheren Persönlichkeit ermöglicht es ihm, mit Spannungen des täglichen Lebens problemlos fertig zu werden. Für den Neurodermitiker haben Verhaltensweisen der Erziehenden eine andere Bedeutung als für das gesunde, nicht atopische Kind. Hierzu einige Beispiele: Ein gesundes, nicht atopisches Kind erwirbt Selbständigkeit, auch wenn es über Jahre nachts das Fläschchen erhält oder mit in das Bett der Eltern genommen wird — ein neurodermitisches Kind nicht. Ein gesundes, nicht atopisches Kind wird auch bei einer überbehütenden Mutter zur Eigenständigkeit finden — ein neurodermitisches Kind nicht. Das, was das gesunde, nicht atopische Kind in seiner Entwicklung nicht beeinträchtigt, kann das neurodermitische Kind in seiner Entwicklung hindern. Eine Erziehung, die dem neurodermitischen Kind Eigenständigkeit verleiht, ist systematisch zu verfolgen.

Es wäre ganz falsch, allein aus dem Auftreten der Neurodermitis auf psychische Spannungen oder ein nicht funktionierendes Familiensystem zu schließen. Die Neurodermitis kann durch verschiedene Faktoren ausgelöst werden, einer davon ist psychische Spannung.

Inhaltliche Übersicht:

Der neurodermitische Säugling kann, da er ständig krank ist, kein Urvertrauen gewinnen. Auch eine positive Mutter-Kind-Beziehung kommt kaum zustande. Altersentsprechende Entwicklungsschritte unterbleiben, der kranke Säugling verharrt in Symbiose mit der Mutter. Wird sein Wunsch nicht erfüllt, scheut sich das neurodermitische Kind nicht, sich zu zerkratzen.

Das Selbstwertgefühl des Neurodermitikers ist gering. Der dem Kleinkindalter entwachsene Neurodermitiker erlebt seine Erkrankung unter drei Hauptaspekten: 1. Die Haut symbolisiert Einschränkung und Kontrolle. 2. Die Hauterkrankung ist Ausdruck für verleugnete Gefühle. 3. Die Haut dient als Kontaktsperre.

Die Mutter des neurodermitischen Kindes gerät durch die aufopfernde Pflege in einen Kreislauf, der aus — körperlicher Erschöpfung — Aggression — Schuldgefühl — vermehrter Zuwendung — besteht. Dadurch, daß die Mutter für alles, was das Kind betrifft, stets zuständig ist, engt sie ungewollt das Kind in seiner Entwicklung ein. Lebenskonflikte der Mutter und ein unsicherer Erziehungsstil rufen bei einem neurodermitischen Kind Spannungen hervor.

Die Beziehung zwischen den Ehepartnern kann gestört werden, wenn sich die Mutter zu sehr dem kranken Kind widmet, der Mann bei der Pflege nicht mithilft oder wenn das kranke Kind den Vater ablehnt. Ehemann und Familienangehörige weisen der Mutter häufig Schuld zu an der Erkrankung ihres Kindes.

Die Mutter muß ihr neurodermitisches Kind annehmen, lieben und so aufwachsen lassen wie ein gesundes Kind. Dadurch kann es Urvertrauen gewinnen und eine normale Entwicklung durchlaufen.

Die Aufgabe des Vaters ist es, sich seiner Frau gegenüber in der Erziehung des neurodermitischen Kindes solidarisch zu verhalten und sie in der Pflege zu unterstützen. Er hat die Aufgabe, Mutter und Kind die Lösung der Symbiose zu erleichtern.

Die Großeltern müssen sich den Erziehungsrichtlinien der Eltern unterordnen und auch dafür sorgen, daß das neurodermitische Kind seine allergenfreie Kost streng einhält.

Ein Ekzem tritt häufig in einer das Kind stark belastenden Situation auf, wie z. B. der Trennung der Eltern. In der Scheidungssituation und einige Zeit danach ist ein Ekzem therapeutisch kaum zu beeinflussen. Auch die Geburt eines Geschwisterkindes kann eine Neurodermitis hervorrufen.

Der neurodermitiskranke Säugling, das Kleinkind

Die Haut des kranken Säuglings spannt, juckt, brennt und schmerzt. Er fühlt sich nicht wohl. Er will nicht gedeihen, ist unruhig und sein Schlaf ist gestört.

Der kranke Säugling kann kein Urvertrauen gewinnen. Sein Unbehagen ist durch Nahrungsaufnahme, die normalerweise angenehm erlebt wird, nicht zu beseitigen. Selbst wenn die Mutter ihn liebevoll im Arm hält, ist er nicht beschwerdefrei. Weil die Mutter nicht in der Lage ist, ihrem Kind das Unbehagen zu nehmen, ist es kaum möglich, eine positive Mutter-Kindbeziehung aufzubauen.

Ein Säugling, der kein Urvertrauen besitzt, kann weitere Entwicklungsschritte nicht normal vollziehen. Er verharrt in Symbiose. Der Kontakt zur Umwelt, zum Vater, den Geschwistern, wird erst gar nicht gesucht.

Erkrankt ein Kleinkind, so verliert es das, was es bereits beherrscht hat. Es sinkt mit seinen Fähigkeiten auf eine frühere Entwicklungsstufe zurück. Zumeist sucht es den Zustand der Symbiose, indem es erneut von der Mutter Besitz ergreift und sie nicht mehr losläßt.

Das neurodermitische Kind erscheint der Umwelt als robust, weil es seine Eigeninteressen, seinen Egoismus hemmungslos vertritt. Es muß unbedingt seinen Willen bekommen. Dabei wendet es folgende Technik an: Zuerst wird ein Schrei ausgestoßen. Reagiert niemand, so wird der Schrei durch Körpergesten, z. B. Armausstrecken, unterstützt. Führt auch das nicht zum Erfolg, zerkratzt sich das Kind. In dieser Situation geben dann die entnervten Eltern nach, und das Kind bekommt seinen Willen. In Wirklichkeit ist das neurodermitische Kind sehr empfindsam und Ich-schwach. Situationen des täglichen Lebens (Ärger, Freude, Müdigkeit, Langeweile oder warten zu müssen, seinen Willen nicht zu bekommen, sich etwas ganz anderes vorgestellt zu haben, vor einer neuen Aufgabe zu stehen), die ein gesundes Kind mühelos bewältigt, rufen in dem neurodermitischen Kind derartige Spannungen hervor, daß es sich kratzen muß und sein Ekzem verstärkt auftritt.

Der neurodermitische Säugling verspürt ständig Unbehagen, das weder durch Nahrungsaufnahme noch durch liebevolle Zuwendung der Mutter zu beseitigen ist. Der Säugling kann kein Urvertrauen entwickeln, der Aufbau einer positiven Mutter-Kindbeziehung ist erschwert. Weitere Entwicklungsschritte werden nicht vollzogen, der Säugling verharrt im Zustand der Symbiose. Erkrankt ein Kleinkind, so sinkt es mit seinen Fähigkeiten auf unreifere Entwicklungsstufen ab. Das neurodermitische Kind erscheint der Umwelt als robust, es ist aber in Wirklichkeit sehr sensibel und Ich-schwach.

Der dem Kleinkindalter entwachsene Neurodermitiker

Der Neurodermitiker erlebt seine Erkrankung unter folgenden Aspekten:

1. Die Haut symbolisiert Einschränkung und Kontrolle. Der Neurodermitiker fühlt sich durch seine Haut behindert, begrenzt, unter Kontrolle gehalten. Die Haut gibt ihm ein Gefühl, sich nicht ausdrücken zu können und innerlich verkrampft zu sein. Er kann nicht aus seiner Haut heraus.

2. Die Hauterkrankung ist Ausdruck für verleugnete Gefühle und Bedürfnisse, die der Neurodermitiker vor sich und anderen verbirgt. Es sind sowohl aggressive, kämpferische, gereizte als auch Gefühle der Schwäche, Hilflosigkeit, Ohnmacht, Wunsch nach Versorgtwerden, Hilfe, Pflege, die sich an der Haut zeigen.

3. Die Haut dient als Kontaktsperre. Bedrohlich ist der hautnahe Kontakt, vor dem sich der Neurodermitiker schützen und über den er Kontrolle behalten möchte, wahrscheinlich aus Angst vor Kränkungen. Es ist durchaus nicht so, daß sich der Neurodermitiker isoliert, er kann sehr wohl zahlreiche Freunde und Bekannte haben.

Der Neurodermitiker lebt in einem Spannungsfeld zwischen Sich-Öffnen-Wollen und Sich-Festhalten. Er bewertet sich häufig selbst negativ (schuldig, aggressiv). Sein Selbstwertgefühl ist gering (abstoßend, unzulänglich, nicht durchsetzungsfähig). Bei vielen ist das Erleben der Hauterkrankung mit Aggression, Selbstvorwürfen, Schuldgefühlen verbunden. Als Hauptproblem nennen sie Depression und starke innere Erregung.

Situationen im täglichen Leben, die immer wieder Spannungen auslösen, sind:

— übertriebene Fürsorge und Einengung durch Familienangehörige
— ständiges Ermahnt-, Gegängelt-, Bevormundet-werden
— Vorhaltungen wegen des Kratzens
— Klagen der Angehörigen über die Neurodermitis in Gegenwart des hautkranken Kindes
— gegensätzliche Meinungen zwischen dem Neurodermitiker und seinen Angehörigen
— Angst, Sorgen von Mutter oder Vater
— Streit der Eltern miteinander
— Angst vor Verlust der Eltern
— Ablösungstendenzen von dem Elternhaus
— Geschwisterrivalität
— Angst vor Kontakt mit dem anderen Geschlecht
— zu hohe Ansprüche an sich selbst im Vergleich zu dem, was geleistet werden kann
— Verlangen von Leistungen von den Eltern, die das Kind nicht erbringen kann.

Ein kleiner Teil der Neurodermitiker möchte nicht gesund werden. Er braucht seine Hautkrankheit, um sein Leben zu bestreiten. Mitarbeit bei der Behandlung wird abgelehnt, die Verantwortung wird Eltern und dem Arzt übergeben.

Der dem Kleinkindalter entwachsene Neurodermitiker erlebt seine Erkrankung unter folgenden Aspekten:
1. Die Haut symbolisiert Einschränkung und Kontrolle.
2. Die Haut drückt verleugnete Gefühle und Bedürfnisse aus.
3. Die Haut dient als Kontaktsperre.
Der Neurodermitiker lebt in einem Spannungsfeld zwischen Sich-Öffnen-Wollen und Sich-Festhalten. Er bewertet sich häufig selbst negativ, sein Selbstwertgefühl ist gering. Im täglichen Leben werden Spannungen hervorgerufen durch Situationen, in denen sich der Neurodermitiker eingeengt fühlt, wenn selbständiges Handeln verlangt wird oder wenn er seine Gefühle zeigen muß. Ein Teil der Neurodermitiker möchte nicht gesund werden, er braucht seine Hautkrankheit zum Leben.

Die Mutter des Neurodermitiskranken

Eine Mutter, die sich intensiv um ihr neugeborenes Kind kümmert, wird dadurch belohnt, daß der Säugling gesund ist und gedeiht. Das ist bei einem neurodermitiskranken Säugling nicht der Fall. Soviel sich die Mutter auch um ihr krankes Kind müht, es wird nicht gesund und gedeiht nicht. Die Mutter erntet nicht den sichtbaren Lohn ihrer Zuwendung.

Über viele Monate, oft Jahre, ist der Mutter nachts keine Ruhe vergönnt. Sie pflegt ihr krankes Kind bis zur eigenen körperlichen Erschöpfung. In dieser Situation kann die Mutter ihre Gefühle nicht mehr unter Kontrolle halten. Sie reagiert schon einmal ärgerlich, zornig und wütend gegen ihr Kind, das sich ständig unbeherrscht kratzt und seine Haut zerstört. Sobald die Mutter ihr Verhalten bemerkt, bekommt sie Schuldgefühle. Sie möchte ihr Fehlverhalten wieder gut machen und wendet sich erneut und verstärkt dem kranken Kind zu. Es hat sich ein Kreislauf entwickelt (körperliche Erschöpfung — Aggression — Schuldgefühl — vermehrte Zuwendung), aus dem sich die Mutter mit eigener Kraft nicht mehr befreien kann.

Im Lauf der Zeit übernimmt die Mutter alles, was ihr Kind betrifft. Sie ist stets zuständig. Das engt das Kind in seiner Entwicklung stark ein und löst Aggressionen aus. Die Mutter betrachtet ihr Kind nur als krankes Kind, von dem sie Unheil abwehren muß und kann es nicht mehr als einen Menschen sehen, der heranwächst und sich entfalten möchte.

Leidet eine Mutter eines neurodermitiskranken Kindes unter ungelösten Lebenskonflikten, so überträgt sie diese Spannungen zwangsläufig auch auf das Kind.

Die Mutter eines Neurodermitiskranken ist häufig ebenso sensibel wie ihr Kind. In der Erziehung ist sie eher ängstlich, unsicher, in dem Bemühen, alles sehr gut und richtig zu machen. Die Mutter macht sich sehr viele Gedanken, Sorgen. Die Folge ist, daß das Kind keine klaren Leitlinien erhält und verunsichert wird.

Die Mutter eines neurodermitiskranken Säuglings kann nicht den Lohn ihrer Bemühungen ernten, da das Kind immer krank ist und nicht gedeiht. Durch die intensive Pflege ihres kranken Kindes entwickelt sich ein Kreislauf — körperliche Erschöpfung — Aggression — Schuldgefühl — vermehrte Zuwendung —, dem die Mutter nicht entfliehen kann. Schließlich engt die Mutter durch ihre Fürsorge das Kind in seiner Entwicklung ein, was bei diesem Aggressionen auslöst. Lebenskonflikte der Mutter und ein unsicherer Erziehungsstil rufen bei dem Kind Spannungen hervor.

Der Vater, die Familie und der Freundeskreis
des neurodermitiskranken Kindes

Durch die Sorge und die vermehrte Zuwendung der Mutter zu ihrem hautkranken Kind wird die Partnerschaft Mann — Frau gestört und geschwächt. Das tritt vor allem dann ein, wenn der Mann bei der Pflege des kranken Kindes nicht mithilft, während sich die Mutter darin erschöpft. Der Vater kann durch das kranke Kind, das die Mutter ständig für sich beansprucht, in eine passive Haltung gedrängt werden. Da meist ein Elternteil bei dem kranken Kind bleiben muß, kommen gesellschaftliche Kontakte oder gemeinsame Unternehmungen der Ehepartner zum Erliegen.

Die Geschwisterkinder werden zwangsläufig vernachlässigt, da das kranke Kind die Eltern für sich beansprucht.

Die Umwelt reagiert häufig unverständlich auf das Verhalten der Mutter. Vorwürfe, etwa in der Form, bei der Erziehung des Kindes Fehler zu machen und Besserwissen, anstatt Anerkennung und Unterstützung der Bemühungen der Mutter, sind typische Reaktionen. Durch das Fehlverhalten von Mann, Eltern, Schwiegereltern, Freunden und Bekannten sind zwangsläufig Konflikte vorbestimmt. Wie sollen Eltern gelassen bleiben, wenn Menschen in Gegenwart des neurodermitiskranken Kindes fragen — "wie sieht denn das Kind aus?" — und gleichsam zum Trost zufügen — "es ist aber ein besonders hübsches Kind gewesen".

Die Partnerschaft Mann — Frau kann gestört werden durch die vermehrte Zuwendung der Mutter zu ihrem kranken Kind, wenn sich der Vater der Pflege völlig entzieht oder das kranke Kind durch ständige Beanspruchung der Mutter den Vater in eine passive Rolle drängt. Partnerschaftliche Unternehmungen kommen zum Erliegen, weil ein Elternteil bei dem kranken Kind sein muß. Ehemann, Eltern, Schwiegereltern, Freunde und Bekannte reagieren der Mutter gegenüber häufig mit Vorwürfen und Schuldzuweisungen.

Wie soll sich die Mutter eines neurodermitiskranken Kindes verhalten?

Die Mutter muß sich so verhalten, als habe sie ein völlig gesundes Kind.

Dies bedarf näherer Erläuterungen: Wird z. B. ein Kind mit einem Wolfsrachen geboren, bei dem Teile des Mundes und der Nase, die normalerweise nicht eingesehen werden, offen darliegen, so erschrickt die gesamte Umgebung über die Häßlichkeit des Kindes. Die Mutter ist häufig nicht in der Lage, sich des Kindes so anzunehmen, daß es Urvertrauen gewinnt und sich normal entwickeln kann. Mit ca. 5 Jahren ist durch die heutigen kosmetischen Operationen eine nahezu perfekte Korrektur der Fehlbildung möglich. Dennoch wird das Kind, wenn es die Liebe und das Angenommensein durch seine Eltern, insbesondere durch die Mutter nicht gehabt hat und sich demzufolge nicht normal entwickeln konnte, behindert und benachteiligt für sein ganzes weiteres Leben bleiben.

Ähnliche Verhältnisse gelten, wenn Säuglinge oder Kleinkinder eine ausgeprägte Neurodermitis entwickeln. Es ist für das kranke Kind außerordentlich wichtig, daß es sich von den Eltern angenommen fühlt. Die Mutter muß die Liebe zu ihrem Kind verinnerlichen und abströmen. An der Stimme, dem Blick, den Körperbewegungen und dem, was die Mutter ausstrahlt, empfindet der Säugling, ob er angenommen ist. Gefühle des Mitleids, der Ablehung, die Ohnmacht, nicht helfen zu können, aggressive Gefühlsausbrüche der Mutter in der Phase der körperlichen Erschöpfung und Schuldgefühle, gefolgt von vermehrter vordergründiger Zuwendung verwirren und verunsichern das kranke Kind nur. Sie verhindern, daß das Kind Urvertrauen gewinnt, und damit sind weitere Entwicklungsschritte nicht möglich.

> Die Mutter muß ein neurodermitiskrankes Kind annehmen, lieben und so aufwachsen lassen wie ein gesundes Kind.

Die Aufgabe des Vaters eines neurodermitiskranken Kindes

Der Mann muß sich partnerschaftlich solidarisch verhalten und seine Frau unterstützen. Dadurch gibt er ihr Kraft, die schwierige Pflege des kranken Kindes besser durchzustehen. Praktische Hilfe kann er leisten, wenn er zeitweilig die Pflege des kranken Kindes anstelle seiner Frau übernimmt. Das gilt besonders in den Situationen, in denen die Frau droht, in einen körperlichen Erschöpfungszustand zu geraten. Außerdem hat der Vater die Aufgabe, Mutter und Kind das Verlassen der Symbiose zu ermöglichen, indem er als dritter gegenwärtig ist.

Der Vater hat sich seiner Frau gegenüber partnerschaftlich solidarisch zu verhalten. Er beteiligt sich an der Pflege des kranken Kindes und ermöglicht Mutter und Kind das Verlassen der Symbiosephase.

Die Großeltern des neurodermitiskranken Kindes

Die Erziehung des neurodermitiskranken Kindes muß liebevoll, aber konsequent erfolgen. Möglichst selbständig und mit viel eigener Entscheidungsfreiheit soll das Kind geführt werden. Hat man sich aber entschlossen, dem Willen des Kindes in einer bestimmten Situation nicht nachzugeben, muß dies unbedingt durchgehalten werden.

Die Großeltern müssen deshalb (noch mehr als bei gesunden Enkeln) ihren eigenen Kindern die Kindererziehung überlassen und sich deren Richtlinien unterordnen. Insbesondere muß das Kind die Diät streng einhalten. Dafür zu sorgen ist auch Aufgabe der Großeltern. Bemerkungen wie — "laß das Kind doch einmal etwas Richtiges essen" — oder — "das bißchen wird doch wohl nichts schaden" — in Gegenwart des Kindes sind unfair und verunsichern nur. Das Einhalten einer strengen Diät ist für die Kinder schon schwierig genug. Deshalb müssen die Großeltern das Kind und seine Eltern in ihren Bemühungen unterstützen. Sind sich Eltern und Großeltern in ihrem Erziehungsstil nicht einig, entstehen Streitigkeiten, Spannungen, oder es kommt zu Diätfehlern, die das Ekzem verstärken.

Die Großeltern sollten die Eltern in der Erziehung des neurodermitiskranken Kindes unterstützen. Sie erweisen dem kranken Enkelkind keinen Gefallen, wenn sie Erziehungsprinzipien und Diätanweisungen durchkreuzen. Ein derartiges Verhalten verstärkt das Ekzem.

Kindliche Reaktionen auf die Trennung der Eltern

Ein Ekzem tritt häufig erstmals in einer stark belastenden Situation auf, so z. B. wenn sich Eltern eines Kindes trennen. Das Ekzem kann durch die eine Scheidung oft begleitenden, unerträglichen Spannungszustände hervorgerufen werden. Das Kind kann mit dem Ekzem — mehr oder weniger bewußt — einen Zweck verfolgen, nämlich den, Eltern am Auseinandergehen zu hindern und sie zu zwingen, über die gemeinsame Pflege ihres kranken Kindes wieder zusammenzufinden. Die Kinder reagieren mit ihrem Verhalten in den einzelnen Altersstufen unterschiedlich auf die Trennung der Eltern:

2 1/2 — 3 1/2 Jahre: Die Kinder werden aggressiv, trotzen vermehrt, reagieren ängstlich, irritiert. In der Sauberkeitserziehung tritt ein Rückschritt ein.

3 1/2 — 5 Jahre: Neben Irritiertheit sind Aggressionen sowie Angst vor Aggressionen zu nennen. Sie reagieren verstört auf den Verlust, das Zutrauen in die Zuverlässigkeit menschlicher Beziehungen ist erschüttert, sie verlangen nach dem abwesenden Elternteil und fühlen sich selber schuldig an der Trennung der Eltern.

6 — 7 Jahre: Reaktionen wie bei den 3 1/2- bis 5jährigen. Zudem betrauern sie den Weggang des Elternteils oder wünschen seine Rückkehr, was sie auch in Worten ausdrücken.

Kinder in den o. g. Altersstufen nehmen häufig an, daß sie durch ihr Verhalten die Trennung ausgelöst haben. Sie erleben die Trennung der Eltern gleichsam als Bestrafung für ihr eigenes Verhalten. Das ruft Schuldgefühle hervor und weckt das Verlangen, alles wiedergutzumachen. Wenn das nicht möglich ist, erlebt das Kind ständig Enttäuschungen, die es z. B. über seine Haut als Ekzem abreagiert.

7 — 8 Jahre: Sie sind sich ihres Kummers voll bewußt und anhaltend traurig. Die Auflösung der Familie wird als Bedrohung der eigenen Existenz erlebt, deshalb besteht ein starkes Verlangen danach, daß die Familie wieder vereint wird.

Die Kinder glauben, daß ein Elternteil den anderen weggeschickt habe. Sie haben Angst, nun auch weggeschickt zu werden. Sie entwickeln zwiespältige Gefühle in Form von Aggressionen gegen den anwesenden oder abwesenden Elternteil, den sie dennoch lieben.

9 — 12 Jahre: Die Kinder versuchen aktiv, mit ihren Gefühlen der Verlassenheit fertig zu werden. Neben Angst vor der Zukunft, die sie empfinden, schämen sich die Kinder über das Verhalten ihrer Eltern. Das Selbstwertgefühl der Kinder ist schwer erschüttert.

Die Kinder haben die Fähigkeit, sich selbst so zu sehen, wie andere sie und die Situation ihrer Familie sehen. Die Bewertung der Scheidung ist damit auch abhängig von der Reaktion der Umwelt.

13 — 18 Jahre: Sie reagieren heftig mit Zorn, Trauer, Schmerz, Scham, dem Gefühl der Verlassenheit, des Betrugs. Nach dem ersten Schock schätzen sie die Ursachen der Scheidung realistisch ein. Sie beteiligen sich konstruktiv an der Bewältigung der Situation und reagieren einfühlsam auf den Kummer der Eltern.

Die Jugendlichen erleben die Eltern als unabhängige Personen und ihre Beziehung zu beiden Elternteilen ist unabhängig von der Beziehung der Eltern untereinander.

In einer so schwierigen Situation wie der Auflösung des Elternhauses, ist dem Ekzem des Kindes therapeutisch nicht beizukommen. Das Kind muß erst lernen, seine Probleme zu bewältigen. Dies sollte am besten in der altvertrauten Umgebung erfolgen. Das Kind braucht Umgang und Freundschaft mit Gleichaltrigen. Es kann für das Kind hilfreich sein, wenn das Thema Scheidung im Kindergarten oder der Schule behandelt wird. Kinder können sich durchaus gegenseitig Hilfestellung geben. Außerdem erfährt das Kind, daß auch andere ähnliche Erfahrungen gemacht haben, daß seine Situation nicht etwas einzigartiges ist. Die Aufmerksamkeit der Eltern muß sich von ihren eigenen Problemen weg hin auf das Kind richten, denn dieses braucht für seine positive Entwicklung nach der Scheidung beide Eltern.

Der allein erziehende Elternteil muß sich davor hüten, daß er das Kind nicht dadurch überfordert, daß er es zum Vertrauten, quasi zum Partnerersatz macht. Die Eltern müssen auch wissen, daß das auffällige Verhalten des Kindes erst im ersten Jahr nach der Trennung auftreten kann, damit dies nicht auf das eigene Versagen in der Erziehung oder auf den Umgang des Kindes mit dem anderen Elternteil bezogen wird.

Als große Hilfe für die Eltern in der Scheidungssituation und in der Zeit danach haben sich Elterngruppen erwiesen.

Das Ekzem zeigt sich häufig erstmals in einer stark belastenden Situation, z. B. wenn sich die Eltern eines Kindes trennen. Auf die Trennung reagieren die Kinder gemäß ihrem Entwicklungsstand unterschiedlich. Allen Altersgruppen gemeinsam ist die anhaltende Traurigkeit über das Auseinanderbrechen der Familie. In dieser Phase ist dem Ekzem therapeutisch kaum beizukommen. Erst wenn das Kind seine Situation bewältigt hat, kann die Haut gesunden.

Die Geburt eines Geschwisterkindes kann für das Erstgeborene eine so starke Bedrohung seiner Position in der Familie darstellen, daß eine Neurodermitis erstmals auftritt oder ein bereits bestehendes Ekzem verstärkt wird.

Die Ekzemreaktion muß eigentlich erwartet werden, wenn sich Mutter und das erstgeborene (atopische) Kind noch in enger Symbiose befinden. Das Neugeborene erscheint dann als Konkurrent um die Gunst der Mutter, was in dem atopischen Kind derartige Spannungen hervorruft, daß es erkrankt.

Ekzemreaktionen können auch dadurch gefördert werden, daß Eltern, Angehörige und Freunde nur noch dem Neugeborenen Zeit und Interesse entgegenbringen und dem Erstgeborenen keine Aufmerksamkeit widmen. Erkrankt das Erstgeborene dann an einer Neurodermitis, muß sich die Familie wieder ihm und nicht dem Neugeborenen verstärkt zuwenden. Die Familie, und dies gilt besonders für Großeltern, sollte nicht ausschließlich dem Neugeborenen ihre Gunst schenken. Zunächst ist das Erstgeborene zu beachten, ehe man sich mit dem Zweitgeborenen beschäftigt.

Die Geburt des Geschwisterkindes löst manchmal bei dem neurodermitischen Kind ein zerstörerisches Verhalten aus. Damit wird symbolisch das Geschwisterkind getroffen. Die Eltern sollten über ein derartiges Verhalten nicht erschrecken, denn über den Zorn kann sich eine herzliche Beziehung zu dem Geschwisterkind aufbauen.

Die Geburt eines Geschwisterkindes kann bei dem erstgeborenen, atopischen Kind eine Neurodermitis hervorrufen oder eine bereits bestehende verstärken. Über zerstörerisches Verhalten versucht manchmal das neurodermitische Kind eine positive Beziehung zu seinem Geschwisterkind aufzubauen.

---

10. Kapitel
Ernährung des Neurodermitikers

Einführung in das zehnte Kapitel:

Die gesunde, allergenfreie Ernährung besitzt einen hohen Stellenwert in der Behandlung der Neurodermitis. Bereits im ersten Kapitel ist die Ernährung des Neurodermitikers beschrieben. Im zehnten Kapitel werden vor allem Ratschläge und zusätzliche Hilfen angeboten, die ihm die Durchführung seiner allergenfreien Kost erleichtern sollen.

Inhaltliche Übersicht:

Von den Leitsätzen zur Ernährung sind besonders die wichtig, die eine spannungsfrei durchgeführte allergenfreie Kost propagieren und die verlangen, daß der so ernährte Neurodermitiker nicht von der Umwelt bedauert wird.

Die Ernährung des neurodermitischen Säuglings hat ihre Besonderheiten. Tritt das Ekzem unter ausschließlicher Brustmilchernährung auf, ist die Nahrung der Mutter zu einer vorwiegend vegetarischen Kost zu verändern. Mit Kuhmilch gefütterte neurodermitische Säuglinge werden in ihrer Ernährung umgestellt, sie erhalten Sojamilch oder ein Eiweißhydrolysat.

Die Zahl der Nahrungsmittel, die der Neurodermitiker verzehrt, muß begrenzt werden, da jedes Produkt unverträglich sein kann. Der Speiseplan umfaßt deshalb nur Grundnahrungsmittel ohne jegliche Zusätze. Trotz der eingeschränkten Zahl von Nahrungsmitteln kann kreativ zubereitet und gekocht werden, wie das Kochbuch für den Neurodermitiker zeigt.

Eine Weizenschleim- und Apfeldiät bereitet den Neurodermitiker für orale Provokationstests vor.

Ein Ekzemschub kann durch eine mehrtägige Monodiät, z. B. Weizenschleim und reichliche Flüssigkeitszufuhr günstig beeinflußt werden.

Für die Kontaktpersonen des Neurodermitikers ist ein Vordruck gedacht, der die Durchführung der allergenfreien Kost erleichtern soll.

Eine nicht konsequent eingehaltene allergenfreie Kost führt zu schlechteren Behandlungsergebnissen als gar keine Diät.

1. Die Nahrung soll frei von Allergenen sein.
2. Die Nahrung soll den Körper nicht übersäuern.
3. Die Nahrung ist möglichst so anzubieten, wie sie in der Natur vorkommt.
4. Entscheidend ist nicht die Vielzahl, sondern die biologische Wertigkeit der Nahrungsmittel.
5. Die Kinder müssen von der vorwiegend vegetarischen Kost größere Mengen essen als bisher, dann nehmen sie auch an Gewicht zu.
6. Die vorwiegend vegetarische Ernährung muß spannungsfrei, d. h. gern gegessen werden.
7. Wird eine Diät vertragen, muß sie strengstens eingehalten werden. Nichts Neues darf hinzugefügt werden. Jeder geringste Diätfehler wird mit einem Ekzemschub beantwortet.
8. Stellt sich heraus, daß die bisherige Nahrung eine krankmachende Wirkung auf die Haut hat, so kann diese Ernährung für den Neurodermitiker nicht gesund sein. Verschwindet das Ekzem unter der vorwiegend vegetarischen Kostform, so ist dies die richtige Ernährung.
9. Bedauern Sie ihr Kind nicht, wenn es vorwiegend vegetarisch ernährt wird. Es wird gesund ernährt. Warum denn das Kind bedauern? Helfen Sie und erleichtern Sie Ihrem Kind das Einhalten der Diät, indem Sie Ihre Meinung,''diese Ernährung ist gesund'', auf das Kind übertragen.
10. Verwechseln Sie Konsequenz in der Ernährung nicht mit fehlender Liebe. Wenn Sie Ihrem Kind z. B. Süßigkeiten, die seine Haut krankhaft verändern, verweigern, so entziehen Sie ihm gewiß keine Liebe.
11. Eßlust kann durch andere Lüste ersetzt werden, z. B. Vorlesen einer Geschichte, eine Extra-Spielstunde mit dem Kind.
12. Lassen Sie sich nicht einreden, die Ernährung habe keinen Einfluß auf das Ekzem. Wenn Sie selbst beobachtet haben, daß Nahrungsmittel Ekzemreaktionen hervorrufen, wird es Ihnen zur Gewißheit, daß Nahrungsmittel die Erkrankung verursachen oder verstärken können.

Die Leitsätze sollen Betroffenen und Eltern helfen, die vorwiegend vegetarische Diät konsequent durchzuführen.

Erwirbt ein Säugling, während er gestillt wird, eine Neurodermitis, so muß die Ernährung der Mutter auf eine allergenfreie, vorwiegend vegetarische Kostform umgestellt werden. Verliert sich hieraufhin die Neurodermitis, ernährt sich die Mutter streng solange mit diesen Nahrungsmitteln, wie sie ihren Säugling stillt.

Kann die Mutter keine strenge allergenfreie Ernährung einhalten, wird der Säugling langsam abgestillt und ausschließlich mit Sojamilch für Säuglinge (z. B. Humana SL®, SOM®) gefüttert.

Tritt eine Neurodermitis unter Kuhmilchernährung auf, wird ebenfalls auf eine reine Sojamilchernährung umgestellt. Die Umstellung nimmt ein bis zwei Wochen in Anspruch, da bei einem zu schnellen Wechsel ein Durchfall auftreten kann. Der ältere Säugling trinkt relativ große Mengen, damit er an Gewicht zunimmt und gedeiht. Erst nach 2 Monaten, bei manchen Säuglingen auch später, kann entschieden werden, ob Sojamilch vertragen wird oder nicht. Eine Ausnahme bilden Säuglinge, die sofort nach Erstkontakt mit Sojamilch heftig reagieren. Diese Säuglinge erhalten Milchen, die aus Eiweißhydrolysaten bestehen.

Zahnt der Säugling, kann der Einfluß der Ernährung auf die Haut nicht beurteilt werden. Dies ist erst wieder möglich, nachdem der Zahn durchgebrochen ist.

Verträgt der Säugling Sojamilch und hat sich die Haut deutlich gebessert, werden vorsichtig, im Abstand von mehreren Tagen zusätzliche Nahrungsmittel (Gemüse, Obst, Getreide) in den Ernährungsplan einbezogen.

Der Säugling sollte zur Rachitisprophylaxe Vitamin D₃ bekommen. Die Vitamin D₃ Tabletten enthalten heute kein Milcheiweiß mehr, werden daher von den meisten Säuglingen vertragen.

Die vegetarische Kost ist arm an Kalzium. Stillende Mütter, die sich überwiegend vegetarisch ernähren, sollten deshalb zusätzlich täglich zweimal 500 mg Kalzium zu sich nehmen.

Erwirbt der Säugling die Neurodermitis, während er gestillt wird, ist die Ernährung der Mutter umzustellen. Tritt die Neurodermitis unter Kuhmilchernährung auf, wird, je nach Verträglichkeit, auf Sojamilch oder auf Eiweißhydrolysate übergewechselt. Der Säugling sollte außerdem Vitamin D₃ zur Vorbeugung gegen Rachitis erhalten.
Solange ein Säugling zahnt, ist die Auswirkung der Ernährung auf die Haut nicht zu beurteilen.

Welche Nahrungsmittel darf der Neurodermitiker essen?

Folgende Nahrungsmittel sind erlaubt:

Gemüse: Erbsen, Möhren, Soja, Blumenkohl, Kohlrabi, Rosenkohl, Rotkohl, Weißkohl, Broccoli, Spinat, Bohnen, Schlangengurke

Salat: Blattsalat, Endiviensalat, Eissalat

Obst: Apfel, Birne, Banane

Beilagen: Kartoffeln, Vollkornnudeln, ungeschälter Reis

Getreide: Weizen, Roggen, Gerste, Hafer, Hirse, Leinsamen, Mais, Grünkern

Brot: Weizen-, Roggenmischbrot milchfrei, Roggenbrot milchfrei

Fett: Sauerrahmbutter, trinksauermilchfreie Margarine, kalt gepreßtes Pflanzenöl, z. B. Sonnenblumenöl, Distelöl

Fleisch: Rindfleisch, Kalbfleisch, Geflügel, Fisch (1-(2) mal/Woche)

Getränke: Sojamilch (zuckerfrei)
Infirmarius-Rovit-Haut- und Blutreinigungstee,
stilles Wasser oder evtl. Beruhigungstee abends

Sämtliche anderen Nahrungsmittel, als die hier aufgeführten, sind verboten!

Die Zahl der Nahrungsmittel muß klein sein, da der Neurodermitiker ein "Superallergiker" ist. Sie reduziert sich auf Grundnahrungsmittel. Wichtig in der Kost sind Gemüse, Getreide und Fett.

Speiseplan des Neurodermitikers

Frühstück: Müsli, z. B. Weizen-, Roggenmüsli
             Brot, z. B. milchfreies Vollkornbrot
             Fett, z. B. Sauerrahmbutter
                      trinksauermilchfreie Margarine
             Obst, z. B. Apfel, Birne, Banane

Mittagessen: Pflanzenkost, z. B. Gemüse, je nach Saison,
                      Salate
                      als Dressing kalt gepreßtes Pflanzenöl
             Beilagen, z. B. Kartoffeln, Vollkornnudeln eifrei, ungeschälter Reis

Abendessen: Brot, Fett
             Müsli
             Pflanzenkost/-Beilagen

Zwischenmahl- Obst
zeiten: Rohkost
               Brot/-Fett

Getränke: Infirmarius-Rovit-Haut- und Blutreinigungstee
             abends Beruhigungstee
             stilles Wasser
             Sojamilch

Der Speiseplan des Neurodermitikers besteht aus Vollkornprodukten, einem großen Anteil an rohem Gemüse, Salaten und Obst sowie aus naturbelassenen Fetten. In hartnäckigen Krankheitsverläufen wird tierisches Eiweiß ganz gemieden.

1. Die Nahrung soll größtenteils in natürlicher Form, also als Rohkost, gegessen werden.

2. Gemüse möglichst frisch, im Winter auch als Tiefkühlkost ohne Farb- und Konservierungsstoffe oder als selbst hergestelltes Eingemachtes.

3. Kräuter gelten nicht als Grundnahrungsmittel. Sie sind potentielle Allergene. Da die Zahl der Allergene möglichst niedrig sein muß, entfallen Kräuter, die im wesentlichen nur den Geschmack verfeinern sollen.

4. Werden Kartoffeln gekocht, dann nur in Wasser ohne Salz.

5. Für Säuglinge werden industriell hergestellte Sojamilchen verwandt, die zahlreiche Zusätze enthalten, z. B. Vitamine, Mineralien. Diese Zusätze sind notwendig, damit keine Mangelerscheinungen auftreten. Die Kinder sollen relativ große Mengen an Sojamilch trinken. Werden die Säuglinge erstmals auf Sojamilch umgestellt, so hat dies langsam im Verlauf von ein bis zwei Wochen zu erfolgen, damit kein Durchfall auftritt. Sojamilchen, die nicht speziell für Säuglinge hergestellt sind, sollten keine Zusätze, speziell keinen Zucker enthalten.

6. Grünkern ist das unreif geerntete, geschälte und gedörrte Korn des Dinkels, einer Abart des Weizens.

7. Äpfel sollen mild und süß im Geschmack sein, z. B. Golden Delicious. Keine sauren Äpfel verwenden. Äpfel heiß abspülen, trockenreiben (dadurch wird der größte Teil der Schad- und Konservierungsstoffe mechanisch entfernt) und mit Schale verzehren.

8. Keine Obstsäfte verwenden. Säfte ersetzen die ganze Frucht nicht. Der Körper braucht die Faserstoffe der Frucht.

9. Sauerrahmbutter besteht aus Milchfett, das eigentlich vertragen wird und nicht aus Milcheiweiß, auf das der Körper allergisch reagiert. Möglichst Sauerrahmbutter ohne Zusatz (z. B. Beta-Carotin) essen.

10. Margarine wird gewöhnlich aus Trinksauermilch (Kuhmilcheiweiß) mit zahlreichen Zusätzen (Emulgator, Säureregulator usw.) hergestellt. Es dürfen nur Margarinesorten gewählt werden, die trinksauermilchfrei sind.

11. Kalt gepreßtes Pflanzenöl darf nicht erhitzt werden, deshalb wird es dem Gemüse, falls dieses gedünstet worden ist, erst nach dem Erhitzungsvorgang zugegeben.

12. Müsli täglich frisch zubereiten. Das Korn abends mahlen, mit Wasser überschichten und nachts stehen lassen. Am anderen Morgen süßen Apfel, Birne, Banane zugeben.

13. Das Korn muß noch leben, d. h. keimfähig sein. Weizen ist für die Ernährung besonders wichtig, er enthält viel pflanzliches Eiweiß.

14. Milchfreies Brot evtl. selbst backen. Zusätze: Weizen, Roggen, Wasser, Naturhefe bzw. Sauerteig. Tütenhefe enthält Emulgator.

15. Tierisches Eiweiß in Form von Fleisch wird nur ein- bis zweimal pro Woche gegessen. Das Fleisch soll gedünstet werden (Folie, Römertopf) — nicht braten, räuchern, da unverträgliche Produkte entstehen können.

16. Unter Fremdeiweiß versteht man Eiweiß, das nicht von Schlachttieren stammt, z. B. Eiklar, Milcheiweiß, Sojaeiweiß, Weizeneiweiß.

17. Stilles Wasser soll in Glasflaschen abgefüllt, ungefärbt und natriumarm sein (unter 50 mg/kg Natrium). Es sollte keine Kohlensäure enthalten.

18. Als Verdickungsmittel ist z. B. Kartoffelmehl geeignet.

160

19. Fertigprodukte, auch pflanzlich-biologischer Natur, müssen gemieden werden.

20. Getrocknete Produkte nicht verwenden (siehe Punkt 13).

21. Keinen Honig benutzen. Er enthält zahlreiche Allergene, z. B. in Form von Pflanzenpollen. Außerdem wird durch den Honig der Geschmack auf süß programmiert. In der Kost sind aber bereits genügend Produkte enthalten, die süß schmecken, z. B. Apfel, Birne, Banane, Möhre, Korn.

22. Die vorwiegend vegetarische Kost ist arm an Vitamin D_3, Calcium und Eisen. Entsprechende Blutuntersuchungen können frühzeitig einen Mangel erfassen.

Die Hinweise zur Ernährung betreffen vorwiegend praktische Ratschläge bei der Zubereitung der allergenfreien Kost. Der Neurodermitiker wird zudem darüber informiert, was er meiden muß.

---

23. Beachte:
Der Jodgehalt einzelner Nahrungsmittel schwankt beträchtlich. In der pflanzlichen Nahrung variiert er mit der chemischen Zusammensetzung des Bodens und des Düngers. Der Jodgehalt in Nahrungsmitteln ist in endemischen Kropfgebieten geringer als in kropffreien Gegenden. Jodreich sind vor allem Meerestiere. Ernährt der Neurodermitiker sich relativ einseitig, ist auf genügende Jodzufuhr zu achten (Bluttests, Schilddrüsengröße). Der tägliche Jodbedarf beträgt etwa 100 μg Jod. Er ist zu decken durch die Gabe von 1—2 Tabletten Jodetten®. Sojamilchen für Säuglinge sind mit Jod angereichert, um der kropferzeugenden Tendenz entgegenzuwirken.

Bei relativ einseitiger Ernährung ist auf eine genügende Jodzufuhr zu achten.

Trotz der eingeschränkten Zahl von Nahrungsmitteln kann kreativ gekocht werden. Rezepte, Tips und Ratschläge sind folgendem Buch zu entnehmen:

Christel Meimberg

Neurodermitis
Rezepte, Tips
und Ratschläge,
um gut mit der Krankheit
zu leben

Versand über:

Christel Meimberg
Sprungbachstraße 50
4800 Bielefeld 11

Ein großes Problem in der Ekzembehandlung stellt die allergenfreie Ernährung dar, insbesondere auch deshalb, weil nur wenige Grundnahrungsmittel verzehrt werden dürfen. Hier ist der Erfindungsreichtum einer versierten Köchin gefordert, die trotz der geringen Zahl von Nahrungsmitteln abwechslungsreich zu kochen vermag. Frau Meimberg hat mit großem Einsatz und Einfallsreichtum eine Rezeptsammlung zusammengestellt, die Ekzemkranken eine wertvolle Hilfe auf dem Weg der Gesundung sein wird.

Weizenschleim

Zur Vorbereitung auf orale Provokationstests oder um festzustellen, ob Nahrungsmittel eine krankmachende Bedeutung haben, ißt der Neurodermiker 10 Tage lang Weizenschleim. Wird der Weizenschleim vertragen und spielen Nahrungsmittel als Allergene eine Rolle, bessert sich der Zustand der Haut leicht bis deutlich. Bei vielen Patienten hellt sich gleichzeitig das Befinden auf, nachdem sie einen Tiefpunkt durchgemacht haben.

Weizenschleim bzw. Weizen kann auf mehrere Arten zubereitet werden:

1. 1/2 kg Weizenkörner wird unter Umrühren 3 bis 3 1/2 Stunden in Wasser gekocht. Die verdampfte Flüssigkeit muß ersetzt werden. Die dickflüssige Masse wird durch ein festes Metallsieb passiert, damit die Schalen entfernt werden (erfordert viel Kraftaufwand). Der passierte Weizenschleim kann mit Apfelkompott (ohne Zucker), geriebenem Apfel oder Apfelstückchen mit Schale verzehrt werden. Evtl. kann auch, falls sonst der Weizenschleim nicht gegessen wird, etwas Traubenzucker aufgestreut werden.

2. Geschroteten Weizen aufkochen lassen, bis er die nötige Weichheit erreicht hat (Apfelzusatz wie oben).

3. Ganze Weizenkörner über Nacht in Wasser einweichen und morgens kalt essen (Apfelzusatz wie oben).

4. Weizennudeln kochen und mit wenig Butter essen (Apfelzusatz wie oben).

Zusätzlich kann natriumarmes, kohlensäurefreies Tafelwasser oder ein Hauttee getrunken werden. Sämtliche anderen Speisen sind strengstens verboten.
Der Neurodermitiker muß große Mengen an Weizen essen, damit er nicht zu sehr abnimmt.
Ekelt sich der Neurodermitiker vor Weizen oder tritt sofort bzw. im Verlauf der Weizendiät eine Verschlechterung des Hautzustandes auf, muß die Kur abgebrochen werden. Dies ist auch der Fall, wenn der Neurodermitiker nicht genügend ißt und zu sehr an Gewicht verliert. Als Ausgleichskost bietet sich dann eine Diät aus Kartoffel mit Sauerrahmbutter an.

Durch strenge Einschränkung der Kost wird der Neurodermitiker für orale Provokationstests vorbereitet. Nahrungsmittelallergie und psychische Veränderungen sind manchmal miteinander verbunden. Aus diesem Grunde hellt sich nach fünf—sechs Tagen die Stimmung des Neurodermitikers auf, nachdem er zuvor in den ersten Tagen der Diät einen psychischen Tiefpunkt durchgemacht hat (Entzugssyndrom).

Wird der Neurodermitiker zur Testung auf Nahrungsmittel vorbereitet, so schließt sich eine dreitägige Behandlung mit einer Apfeldiät an.

Apfeldiät

Dreimal täglich wird ca. ein Pfund gut gewaschener, ungeschälter Äpfel gegessen. Dauer der Apfeldiät: drei Tage.
Es ist darauf zu achten, daß der Neurodermitiker eine genügende Menge ißt, damit er nicht zu stark an Gewicht verliert.

> Die Apfeldiät dauert drei Tage. Sie dient vornehmlich wie die Weizenschleimdiät der Vorbereitung des Neurodermitikers auf orale Provokationstests.

Ernährung bei einem Ekzemschub

Ein Ekzemschub kann durch die Ernährung günstig beeinflußt werden. Im Schub wird für drei bis sechs Tage eine Monodiät, z. B. mit Weizenschleim, durchgeführt. Zusätzlich muß reichlich Flüssigkeit, etwa das Doppelte der bisherigen Tagesmenge, getrunken werden. Es ist unbedingt darauf zu achten, daß kein zu starker Gewichtsverlust eintritt.

> Ein Ekzemschub kann gemindert werden durch Monodiät und vermehrte Flüssigkeitszufuhr. Es ist darauf zu achten, daß der Neurodermitiker nicht abnimmt.

Vordruck zum Einhalten der allergenfreien Kost, als Merkhilfe für Großeltern, Freunde, Bekannte gedacht

_____ befindet sich zur Zeit wegen Neurodermitis in Behandlung. Für den therapeutischen Erfolg ist das genaue Einhalten der Diät von entscheidender Bedeutung. Nach sorgfältiger Austestung kommen im nächsten Jahr nur folgende Nahrungsmittel in Frage:

_____

_____

B e a c h t e n   S i e : A u c h   d e r   k l e i n s t e   D i ä t f e h l e r   k a n n   z u   e i n e m   E k z e m s c h u b   f ü h r e n .

Das Kind benötigt bei der Durchführung der Diät Ihre besondere Unterstützung. Sie sollten deshalb folgendes berücksichtigen:

1. Bedauern Sie das Kind nicht, weil es auf einige Speisen verzichten muß.

2. Zeigen Sie dem Kind Ihre Zuwendung durch:
   ein schönes Buch, ein kleines Geschenk, eine Extra-Spielstunde oder indem Sie es loben, weil es seine Diät konsequent einhält.

Wenn Sie sich so verhalten, sind Sie für das Kind eine große Hilfe und tragen zur Heilung wesentlich bei.

Die allergenfreie Kost muß strengstens eingehalten werden.

Allergenfreie Ernährung, ja oder nein?

Wird zum Zwecke der Behandlung eine allergenfreie Ernährung durchgeführt, so muß die Diät hundertprozentig befolgt werden. Der geringste Diätfehler löst, da keine Löschpotenz im Körper ist, eine heftige neurodermitische Reaktion aus. Strenge Diät bedeutet daher, daß der Neurodermitiker kein Molekül, kein Atom, ja nicht einmal die Information des Allergens aufnehmen darf.

> Eine allergenfreie Ernährung muß strengstens befolgt werden. Geringste Diätfehler lösen heftige Neurodermitisschübe aus.

Ist eine strenge allergenfreie Ernährung nicht möglich, sollte besser keine Diät eingehalten werden. Im Körper ist Löschpotenz vorhanden. Wird jetzt das Allergen gegessen, werden die Neurodermitissymptome teilweise gelöscht. Sehr heftige Reaktionen treten deshalb seltener auf. Der Patient bleibt zwar chronisch krank, es geht ihm aber ohne Diät insgesamt besser als mit einer nicht konsequent eingehaltenen allergenfreien Kost.

> Eine nicht konsequent durchgeführte allergenfreie Kost führt zu einem schlechteren Ergebnis als gar keine Diät.

11. Kapitel
Spezielle medizinische Probleme bei der Neurodermitis

Einführung in das elfte Kapitel:

Infektionen können dem Neurodermitiker schwer zu schaffen machen, z. T. ist eine stationäre Behandlung unumgänglich. Eiterungen müssen vor allem dann befürchtet werden, wenn großflächige Hautpartien nässen. Auch im Gefolge von Diätfehlern oder durch den Einfluß unspezifischer Reize, z. B. Kälte, sind Eiterschübe beobachtet worden. Die Diagnose einer Herpes-simplex-Infektion ist nicht immer eindeutig, da häufig gleichzeitig eine bakterielle Superinfektion besteht. Man muß vor allem an eine Herpes-simplex-Infektion denken, wenn sich trotz antibiotischer Behandlung der Zustand des Neurodermitikers nicht innerhalb von drei Tagen deutlich bessert. Ein Teil der Neurodermitiker weist Durchblutungsstörungen auf, die sich besonders an Händen und Füßen zeigen. Unter oder während der Nahrungsmittelumstellung auf die vorwiegend vegetarische Kostform kann Haarausfall beobachtet werden, der sich wieder verliert.

Inhaltliche Übersicht:

Bedingt durch seine zelluläre Abwehrschwäche erkrankt der Neurodermitiker leicht an bakteriellen und viralen Infektionen. Treten Hautvereiterungen auf, ist der Eiter infektiös. Die Behandlungsmaßnahmen sollen die Erreger bekämpfen und eine Ausbreitung der Eiterungen auf weitere Hautpartien verhindern. Durch zurückhaltende Verordnung von Antibiotika wird das Immunsystem gezwungen, Abwehrmechanismen gegen die bakteriellen Erreger zu entwickeln.

Das Herpes-simplex-Virus wird durch Kontakt übertragen. Das früher sehr gefürchtete Ekzema herpeticarum läßt sich heute durch Acyclovir erfolgreich behandeln.

Blaue Lippen, Hände und Füße sowie kalte Extremitäten sind Zeichen einer Durchblutungsstörung. Durch sie erscheinen Hautveränderungen stärker, als sie in Wirklichkeit sind.

Unter der Therapie kann, wenn auch selten, Haarausfall auftreten. Er klingt von allein ohne Behandlung ab.

Was ist zu tun bei Hautvereiterungen?

Da der Neurodermitiker zumeist unter einer Abwehrschwäche leidet und die Oberfläche der Haut defekt ist, treten Hautvereiterungen häufig auf. Der Eiter ist infektiös, er enthält typischerweise Staphylokokken und Streptokokken. Wird eine Eiterblase aufgekratzt, so werden die Bakterien mit dem infizierten Finger auf andere Hautpartien übertragen. Die therapeutischen Maßnahmen richten sich nach dem Ausmaß der befallenen Hautpartien und den durch die Infektion hervorgerufenen Krankheitssymptomen.

Vereinzelte Eiterblasen	— lokale Behandlung mit einer antibiotischen Salbe
	— Betupfen oder Baden der vereiterten Hautpartien mit Kalium permanganat-Lösung. (Beachte: Die Kalium permanganat-Kristalle dürfen mit bloßen Händen nicht angefaßt werden. Es wird eine wäßrige Lösung hergestellt, die einen Farbton hat, der es gestattet, die Schriftzeichen eines beschriebenen Blattes, das in die Lösung getaucht wird, zu lesen).
	— Schutzverband, um eine weitere Übertragung der Erreger zu verhindern.
Vereiterung großer Hautpartien	— Behandlung wie oben
	— Nur wenn erhöhte Temperaturen und ein deutliches Kranksein auftreten Gabe eines Antibiotikums in Tropfen-, Kapsel- oder Tablettenform (Saft enthält zuviel Zucker).

Die Kunst der Behandlung besteht darin, so lange wie möglich ohne Gefahr für das Kind auf die Gabe eines Antibiotikums zu verzichten.

Bei Hauteiterungen ist in der Ernährung auf eine genügende Eiweißzufuhr zu achten, evtl. muß sie erhöht werden.

Hautvereiterungen können sich wiederholen.

Vereiterte Hautpartien sind infektiös. Sie werden lokal mit einer antibiotischen Salbe oder Kalium permanganat-Lösung behandelt. Ein Schutzverband soll die weitere Übertragung der Bakterien aus aufgekratzten Eiterblasen verhindern. Bei deutlichem Kranksein wird ein Antibiotikum oral eingesetzt. Bei Hautvereiterungen ist auf eine genügende Eiweißzufuhr in der Ernährung zu achten.

Ekzema herpeticatum

Meist ausgehend von einem Lippenherpes der Eltern wird das Herpes-simplex-Virus (Typ 1) durch Küssen oder den gemeinsamen Gebrauch von Eßgeräten, vor allem von Löffel und Becher, auf den Neurodermitiker übertragen. Die Kinder erkranken mit hohem Fieber und machen einen schwerkranken Eindruck. Es bilden sich überwiegend einzeln stehende, gelegentlich zu einer Gruppe angeordnete, linsengroße Bläschen aus, die einen Nabel aufweisen. Platzen die Bläschen, entsteht leicht eine bakterielle Superinfektion mit Hautvereiterung. Wiederholte Erkrankungen sind möglich.

Das Ekzema herpeticatum hat heute seinen Schrecken verloren. Durch Acyclovir läßt sich die Herpesinfektion beherrschen. Ein Antibiotikum wird bei bakterieller Superinfektion eingesetzt. Personen, die einen Lippenherpes aufweisen, sollten diesen möglichst früh behandeln und den Kontakt mit dem Neurodermitiker meiden.

Das Herpes-simplex-Virus wird durch Kontakt auf den Neurodermitiker übertragen. Als Komplikation tritt häufig eine Hautvereiterung auf. Durch Acyclovir läßt sich die Herpes-simplex-Infektion gut behandeln. Ein Antibiotikum wird bei begleitender Hautvereiterung zusätzlich gegeben. Menschen, die einen Lippenherpes haben, sollten den Kontakt mit Neurodermitikern meiden.

Blaue Lippen, Hände und Füße

Neurodermitiker können unter Durchblutungsstörungen leiden. Die Folgen sind rot-bläulich verfärbte Lippen, Hände und Füße. Hände und Füße sind zudem kälter als die übrigen Körperteile. Die Hautverfärbung zeigt sich kaum, wenn der Neurodermitiker liegt, erst nach dem Aufstehen wird sie deutlich sichtbar. Werden Hände und Füße hochgehalten, blaßt die Haut wieder ab. Die Verfärbung der Haut durch die Durchblutungsstörungen muß bei der Zustandsbeurteilung des Ekzems an Händen und Füßen mit berücksichtigt werden, sie täuscht sonst ein verstärktes Ekzem vor. Die Durchblutungsstörungen verlieren sich bei vielen Neurodermitikern mit der Besserung ihres Ekzems.

Lippen, Hände und Füße können sich rot-bläulich verfärben, wenn der Neurodermitiker unter Durchblutungsstörungen leidet. Die Durchblutungsstörung kann eine Ekzemverstärkung vortäuschen.

Haarausfall bei der Neurodermitis

Nach dem Umstellen auf eine vorwiegend vegetarische Ernährung wird in seltenen Fällen ein leichter Haarausfall beobachtet. Die Ursache ist nicht genau bekannt, es wird eine ungenügende Eiweißzufuhr dafür verantwortlich gemacht. Der Haarausfall geht zurück ohne jegliche Therapie.

> In seltenen Fällen leidet der Neurodermitiker nach Umstellen seiner Ernährung unter leichtem Haarausfall, der sich spontan wieder verliert.

12. Kapitel
Ratschläge für den Neurodermitiker

Einführung in das zwölfte Kapitel:

Ein an einer Neurodermitis erkrankter Mensch muß in praktisch allen Lebensbereichen auf die Erkrankung Rücksicht nehmen. Das zwölfte Kapitel erteilt Ratschläge zur Impfung, Berufswahl und zum Urlaub, führt empfehlenswerte Literatur auf und benennt Selbsthilfegruppen.

Inhaltliche Übersicht:

Impfstoffe mit inaktivierten Erregern oder Teilprodukten werden vom Neurodermitiker relativ gut vertragen, so z. B. die Diphtherie- und Tetanus-Impfung. Bei Impfungen mit abgeschwächten, vermehrungsfähigen Erregern ist eher eine Mitreaktion der Haut zu befürchten, z. B. bei der Tuberkulose-, Poliomyelitis-, Masern-, Mumps-, Röteln- oder Grippe-Impfung. Der Neurodermitiker kann gegen den Impfstoff und/oder gegen die ihm beigefügten Zusätze reagieren.

Bei der Berufswahl ist zu berücksichtigen, daß der Neurodermitiker nicht zu starken irritativen Reizen sowie Allergenen ausgesetzt ist.

Der Urlaub muß Entspannung bringen, wenn er zu einer Besserung der Erkrankung führen soll. Urlaubsort und -zeit sind so zu wählen, daß Allergenkontakte vermieden werden.

Dem interessierten Leser wird Literatur über eine bejahende Lebensführung empfohlen.

Hilfe durch Betroffene bieten Patientenorganisationen an. Dem Neurodermitiker ist zu raten, sich einer der Selbsthilfegruppen anzuschließen.

Grundsätzlich kann jede Impfung eine Neurodermitis auslösen bzw. verstärken. Trotz dieses Risikos sollte generell auf Impfungen nicht verzichtet werden.

Hat man die Erfahrung gemacht, daß der Neurodermitiker auf Infektionen mit seiner Haut reagiert, ist auch ein Neurodermitisschub bei der Impfung möglich. Der Neurodermitiker reagiert auf die Impfung selbst oder auf Zusatzstoffe, die dem Impfstoff beigegeben sind. Vor jeder Impfung sollte man deshalb mit dem Impfarzt absprechen, ob bei dem Neurodermitiker eine Unverträglichkeit gegen Zusätze in dem Impfstoff vorliegt. So mahnt Hühnereiweißallergie zur Vorsicht vor Impfungen mit den auf Hühnerembryo gezüchteten Vakzinen wie Masern-, Mumps- oder Grippe-Vakzine. Ein Impfstoff, der den Hühnereiweißzusatz nicht enthält, ist deshalb bei Hühnereiweißallergie zu bevorzugen.

Relativ gut vertragen werden die Totimpfungen, z. B. Diphtherie-, Tetanus-Impfungen. Bei Lebendimpfungen ist eher eine Mitreaktion der Haut zu erwarten (Tuberkulose-, Poliomyelitis-, Masern-, Mumps-, Röteln- oder Grippe-Impfung).

Die Impfungen sind möglichst vor der Neurodermitisbehandlung oder erst ein Jahr danach durchzuführen. Im akuten Neurodermitisschub sollte nicht geimpft werden.

Grundsätzlich kann jede Impfung eine Neurodermitis auslösen bzw. verstärken. Dennoch sollten die Kinder geimpft werden. Die Impfungen sollten vor der Ekzembehandlung bzw. im Jahr danach erfolgen. Auf Unverträglichkeitsreaktionen, die durch Zusätze zum Impfstoff ausgelöst werden können, ist zu achten.

Berufswahl bei Neurodermitikern

Der Neurodermitiker sollte keine Berufe ergreifen, in denen er ständig mit berufsbedingten Reizstoffen in Kontakt kommt, z. B.:

Chemische Reize:	Farbstoffe	z. B. Friseur
	Desinfektionsmittel	z. B. Chirurg
Mechanische Reize:	Staub	z. B. Bäcker
	Sand	z. B. Maurer
Thermische Reize:	Wärme	z. B. Hochofenarbeiter
	Kälte	z. B. Kühlhausarbeiter
Tierische Produkte:	Wolle	z. B. Textilhandwerk
	Felle	z. B. Kürschner
Nahrungsmittel:	Allergen	z. B. Koch

Der Neurodermitiker kann sich in der Berufsberatung informieren. Spezielle Fragen sind an den Hausarzt, Hautarzt, Betriebsarzt, Allergologen, Gewerbearzt oder den Arbeitsmediziner zu richten.

Der Neurodermitiker sollte Berufe meiden, in denen er berufsbedingten Reizstoffen ausgesetzt ist. Die Rücksprache mit dem behandelnden Arzt vor der Berufswahl ist unbedingt anzuraten.

Wo und wie soll der Neurodermitiker Urlaub machen?

Entscheidend für das Gelingen des Urlaubs scheint zu sein, daß sich der Neurodermitiker und seine Familie auf den Urlaub freuen und richtig entspannen:

— nicht unter Hetze und Spannung Vorbereitungen treffen

— nicht in Eile wegfahren

— unterwegs keine Streitereien entfachen

— am Urlaubsort mit Verpflegung, Unterkunft zufrieden sein

— dort hinfahren, wo bereits positive Erfahrungen gemacht worden sind

— Pollenallergiker sollten ihren Urlaub nach dem Pollenflug ausrichten. Dabei ist zu berücksichtigen, daß im Vergleich zum Mitteleuropäischen Tiefland die Pflanzen im Süden früher, im Hochgebirge und Norden ein bis zwei Monate später blühen.

— Hausstaubmilbenallergiker ist der Aufenthalt im Hochgebirge über 1200 m zu empfehlen, da hier die Milbe nicht lebensfähig ist

— Schimmelpilzallergiker, die mehr Symptome bei feuchtem Wetter bekommen, suchen ein trockenes Klima auf und umgekehrt

— der Tierhaarallergiker verbringt seinen Urlaub nicht auf dem Bauernhof. Es empfiehlt sich nachzufragen, ob im Urlaubsquartier Fell- oder Federtiere gehalten werden.

— zu beachten ist auch, ob der Neurodermitiker ein mehr feuchtes (See) oder trockenes Klima (Hochgebirge) verträgt.

— sonnenempfindliche, wärmeempfindliche Ekzematiker sollten ein warmes Klima in südlichen Ländern meiden.

Der Neurodermitiker sollte dort seinen Urlaub verbringen, wo er sich wohlfühlt und entspannen kann.

178

Literatur, die sich um eine positive Lebenseinstellung bemüht

— Körperliche und seelische Gesundheit sowie Wohlbefinden durch positives Denken —. Diese Behauptung beruht auf der Annahme, daß der Mensch durch Gedanken beeinflußt wird und daß sich positives Denken auch demzufolge positiv auf den Menschen auswirken muß. Zwei Bücher, die — wenn auch auf ganz unterschiedliche Art — eine Lebenseinstellung vermitteln, wie sie in diesem Buch angesprochen wird, sind:

Epiktet: Handbüchlein der Ethik
              Universal-Bibliothek Nr. 2001
              Reclam, Stuttgart 1980

Fromm, E.:   Die Kunst des Liebens
              Ullstein Materialien, Ullstein Buch Nr. 35258
              Ullstein, Frankfurt/M., Berlin, Wien 1980

Sie seien dem Leser empfohlen.

Durch positives Denken lassen sich positive Wirkungen in dem Menschen erzielen. Bücher, die sich um eine bejahende Lebensführung bemühen, sind:
Handbüchlein der Ethik und Die Kunst des Liebens.

Hilfe durch Betroffene

Der Neurodermitiker sollte sich einer Selbsthilfegruppe anschließen, so z. B. dem Allergiker- und Asthmatikerbund, dessen beratender Arzt der Autor ist. Der Allergiker- und Asthmatikerbund bietet seinen Mitgliedern folgende Leistungen:

— Ständige Information und individuelle Betreuung seiner Mitglieder, z. B.

— Gelsenkirchener Seminare über Ekzem, Asthma, Heuschnupfen, autogenes Training sowie über die erzieherische Führung allergiekranker Kinder.

— Die Gemeinschaft in den Ortsverbänden.

— Empfehlung erfahrener Fachärzte in der Nähe des Patienten.

— Finanzielle Vergünstigungen bei bestimmten Kur- und Ferienaufenthalten.

— Allgemeine Aufklärung der Öffentlichkeit.

— Intensive Kontakte zu anderen Verbänden, zu Versicherungen, Krankenkassen, Ministerien, Instituten und Hochschulen.

— Ständige Information und Weiterbildungsmaßnahmen für die Ärzteschaft, z. B. Mönchengladbacher Allergieseminar.

— Beratung der Mitglieder in juristischen und sozial- und versicherungsrechtlichen Fragen. Qualifizierte Fachleute beantworten telefonische und schriftliche Anfragen individuell und ausführlich.

Der Neurodermitiker sollte sich um Hilfe durch Betroffene bemühen, indem er sich einer Selbsthilfegruppe anschließt, z. B. dem Allergiker- und Asthmatikerbund e. V.

180

Selbsthilfeorganisationen, die sich um den Neurodermitiker bemühen

— Allergiker- und Asthmatikerbund e. V.
Bundesverband
Hindenburgstraße 110
4050 Mönchengladbach
Tel. 0 21 61/1 02 07

— Arbeitsgemeinschaft
Allergiekrankes Kind
— Hilfen für Kinder mit Asthma, Ekzem oder Heuschnupfen — e. V.
Hauptstraße 29
6348 Herborn
Tel. 0 27 72/4 12 37

— Bundesverband
Neurodermitiskranker in Deutschland e. V.
Sabelstraße 39
5407 Boppard 1
Tel. 0 67 42 /25 98

— Elternvereinigung
asthmakranker Kinder und Jugendlicher e. V.
Hermann-Balk-Straße 137
2000 Hamburg 73

Folgende Selbsthilfegruppen betreuen den Neurodermitiker:
Allergiker- und Asthmatikerbund
Arbeitsgemeinschaft Allergiekrankes Kind
Bundesverband Neurodermitiskranker in Deutschland
Elternvereinigung asthmakranker Kinder und Jugendlicher

Literaturverzeichnis

1. Bruker, M. O.:   Das Allergie-Problem
                         Über die Heilbarkeit allergischer Krankheiten
                         Der Naturarzt 4, 12-13 (1986)

2. Bruker, M. O.:   Das Allergie-Problem
                         Über die Heilbarkeit allergischer Krankheiten, Teil 2
                         Der Naturarzt 5, 12-13 u. 23-24 (1986)

3. Chlebarov, St.:   Konstitutionelle Neurodermitis im Rahmen des atopischen
                         Symptomen-Komplexes
                         Folia Ichthyolica 22, 1978

4. Daniels, U.,   Ekzem durch eine Allergie gegen Nahrungsmittel
   Stemmann, E. A.,   188. Tagung der Vereinigten Rheinisch-Westfälischen Kinderärzte,
   Schachoff, R.:   6. November 1982, Mönchengladbach

5. Danner, H.:   Biologisch kochen und backen
                         Econ, Düsseldorf — Wien 1982

6. Fthenakis, W. E.:   Kindliche Reaktion auf Trennung und Scheidung ihrer Eltern
                         Wehrfritz Wissenschaftlicher Dienst 32/33, 1-3 (1986)

7. Gerrard, J. W.:   Allergy in breast fed babies to ingredients in breast milk
                         Annals of Allergy 42, 69-71 (1979)

8. Hamburger, R. N.:   Die Diagnose von Lebensmittel-Allergie und -Überempfindlichkeit
                         bei Kleinkindern:
                         Untersuchungen in Prophylaxe- und Kontrollgruppen
                         Annales Nestlé 42/3, 62-67 (1984)

9. Hansen, O.:   Eine psychosomatische Theorie der allergischen Sensibilisierung;
                         Allergie als quasi konditionierte Reaktion
                         Zschr. psychosom. Med. 27, 143-160 (1981)

10. Heyer, N.:   Backmittel als berufsbedingte Inhalationsallergene bei mehlverar-
                         beitenden Berufen
                         Allergologie 6, 389-392 (1983)

11. Katalyse-Umweltgruppe   Chemie in Lebensmitteln
    Köln: Zweitausendeins, Frankfurt/Main 1981/82

12. Katalyse-Umweltgruppe: Was wir alles schlucken, Zusatzstoffe in Lebensmitteln, mit Tips für
                            den Verbraucher
                            Rowohlt, Reinbek bei Hamburg 1985

13. Kommission der   Die Lebensmittelzusätze und der Verbraucher
    Europäischen   Verlag Bundesanzeiger, Köln 1980
    Gemeinschaften:

14. Korting, G. W.:   Das endogene Ekzem
                         in: Gottron, Schönfeld: Dermatologie und Venerologie, Bd. III/1
                         Thieme, Stuttgart 1959

15. Loch, H.:   Das Ekzemkind in seiner Familie
                         in Klug, Specht: Psychosomatische Störungen bei Kindern und
                         Jugendlichen
                         Neue Beiträge zur Erziehungs- und Familienberatung, Bd. 10
                         Verlag für Medizinische Psychologie, Göttingen 1985

16. Mackarness, R.:   Allergie gegen Nahrungsmittel und Chemikalien
Körperliche und seelische Störungen
Paracelsus, Stuttgart 1979

17. Mahler, M. S., Pine F.,   Die psychische Geburt des Menschen
Bergman, A.:   Symbiose und Individuation
Fischer, Frankfurt am Main 1982

18. Maucher, O. M.,   Pseudoallergische Reaktionen auf Arzneimittel
Rußwurm, R.:   Immun. Infekt. 13, 185-192 (1985)

19. van Meerbergen, S.,   Behandlung des allergischen Schnupfens durch ver-
Stemmann, E. A.:   dünnte Allergenlösungen
Kongreß der Ärztlichen Arbeitsgemeinschaft für Angewandte Aller-
gologie, Krefeld, Mai 1985

20. Meinhof, W.:   Neurodermitis-Ekzem-Dermatomykose
Allergologie 3, 348-351 (1980)

21. Meneghini, C. L.,   Atlas pädiatrischer Hauterkrankungen
Bonifazi, E.,   Deutscher Ärzte-Verlag, Köln 1986
Marks, R.:

22. Randolph, Th. G.,   Allergien: Folgen von Umweltbelastung und Ernährung
Moss, R. W.:   Müller, Karlsruhe 1984

23. Rechenberger, I.:   Tiefenpsychologisch ausgerichtete Diagnostik und Behandlung
von Hauterkrankungen
Vandenhoeck u. Ruprecht, Göttingen 1976

24. Rinkel, H. J.,   Food Allergy
Randolph, Th. G.,   Thomas, Springfield, Illinois 1951
Zeller, M.:

25. Schata, M.:   Allergische Erkrankungen durch Schimmelpilze
Ökologische Hinweise zur Diagnostik
HAL Allergie, Düsseldorf 1985

26. Schneider, A.:   Gesundes Wohnen
Das Haus — Ursache allergischer Erkrankungen
Institut für Baubiologie und Ökologie, Neubeuern 1984

27. Schöpf, E., Kapp, A.:   Zur Pathogenese der atopischen Dermatitis
Immun. Infekt. 13, 179-183 (1985)

28. Schultz, J. H.:   Übungsheft für das Autogene Training
(Konzentrative Selbstentspannung)
Thieme, Leipzig 1936

29. Stüttgen, G.:   Allgemeine und spezielle klinische Ernährungslehre in der Derma-
tologie
in: Holtmeier: Allgemeine und spezielle klinische Ernährungslehre,
Bd. II, 2
Thieme, Stuttgart 1972

30. Teegen, F., Schur, K., Schröder-Battefeld, R.: Kampf an der Kontaktgrenze
Erlebnisprozesse hautkranker Klienten im Gestalt-Dialog mit ihrem Symptom
Integrative Therapie 2-3, 214-234 (1981)

31. Thiel, Cl.: Nutritive Allergien — Diagnostik und Therapie
klinikarzt 12, 781-791 (1983)

32. Weber, G.: Die Ekzembehandlung im Kindesalter
medwelt 35, 257-260 (1984)

33. Wüthrich, B.: Nahrungsmittelallergie
Allergologie 4, 320-328 (1981)

34. Wüthrich, B.: Proteolytische Enzyme: Potente Allergene für Haut- und Respirationstrakt?
Der Hautarzt 36, 123-125 (1985)

35. Zündorf, R.: Mit chronischem Ekzem leben
Wie man die Neurodermitis günstig beeinflußt
Haug, Heidelberg 1983

Inhaltsverzeichnis